Mosaik
bei GOLDMANN

Buch

Bisher galt Arthrose als beinahe unabwendbare Alterserscheinung. Und sie galt als unheilbar. Doch nun ist Heilung möglich: Dr. Jason Theodosakis hat eine neue Therapieform entwickelt, die einer medizinischen Revolution gleicht. Dabei ist die Arthrose-Kur denkbar einfach und ohne Nebenwirkungen. Dem Betroffenen werden körpereigene Stoffe zur oralen Einnahme verschrieben, die auch sonst für die Funktionsfähigkeit der Gelenkknorpel sorgen. Die Einnahme von Glucosamin- und Chondroitinsulfat führt zu einer Verbesserung bis völligen Regeneration der betroffenen Knorpelmasse in den Gelenken; es lindert die Schmerzen sowie alle weiteren Symptome wie Schwellungen, Entzündungen und eingeschränkte Beweglichkeit. Unterstützt wird diese medizinische Behandlung durch gymnastische Übungen, entsprechende Ernährung sowie einer positiven Lebenseinstellung. Alles Wissenswerte rund um diese Maßnahmen und zahlreiche wertvolle Anregungen sind in diesem Buch leicht verständlich dargestellt.

Kann Osteoarthrose geheilt werden? Vergessen Sie alles, was Sie vorher darüber gehört haben. Die Antwort ist Ja.

Die Arthrose-Kur

Als Sportler, der an Wettkämpfen teilnahm, habe ich im Verlauf von Jahren meine Gelenke immer wieder überstrapaziert und verletzt. Um die Schäden zu heilen, unterzog ich mich mehreren Operationen, von denen viele ohne Erfolg blieben. Es war eine Ironie des Schicksals – da war ich nun, als Arzt mit der Heilung von Menschen befaßt, und hatte zwei kaputte Knie und einen schadhaften Ellenbogen.

Nach einem Jahr, in dem ich hochdosierte Medikamente gegen Entzündungen eingenommen hatte, kam ich zu dem Schluß, daß ich eine andere Lösung des Problems finden mußte. In meinem Bemühen, alles über Osteoarthrose in Erfahrung zu bringen, stieß ich immer wieder auf zwei vielversprechende Nahrungsmittelzusätze. Innerhalb von zwei Wochen, in denen ich es damit versuchte, fühlte ich mich eindeutig besser. Eine spätere klinische Untersuchung ergab, daß sich mein lädierter Knorpel tatsächlich von selbst regenerierte.

Nach weiterer Forschung wandte ich diese Zusätze in meiner eigenen Praxis an – mit eindrucksvollen Resultaten. Ich habe Hunderten von Leuten dabei helfen können, entweder eine Operation zu vermeiden oder die Auswirkungen der Erkrankung stark zu reduzieren. Ärzte und andere Fachleute kommen nun dahinter, daß es keinen Grund mehr gibt, unter Osteoarthrose zu leiden.

Jason Theodosakis, M.D.

Über die Autoren

Dr. Jason Theodosakis
Dr. Jason Theodosakis (oder Dr. Theo, wie er genannt wird) ist Assistenzprofessor an der Universität des Arizona College für Medizin in Tucson, Arizona.
Er ist ein vom Universitätsgremium anerkannter Arzt für vorbeugende Medizin und öffentliche Gesundheit und hat eine Ausbildung in Sportmedizin. Dr. Theo hat an der University of Health Sciences/Chicago Medical School promoviert. Zusätzlich graduierte er summa cum laude und erwarb den Doktortitel sowohl in öffentlicher Gesundheit als auch praktizierender Physiologie an der Universität von Arizona.

Brenda Adderly, M. H. A.
Brenda Adderly, M.H.A., ist Forscherin auf dem Gebiet der Gesundheitspflege, Autorin und Beraterin, die im bundesstaatlichen nicht gewinnorientierten und geschäftlichen Sektor des Gesundheitswesens gearbeitet hat. Ihr Aufgabenkreis war umfassend: Sie war Assistentin im Stab der US-Behörde für öffentliche Gesundheit unter Dr. C. Everett Koop; sie arbeitete für HMO und ärztliches Gruppen-Marketing; sie war Mitbegründerin einer Beratungsfirma für organisierte Pflege. Zudem ist sie Autorin von *The Complete Guide to Pills,* einem Verbraucherleitfaden, der die meistverschriebenen Medikamente beurteilt.

Barry Fox, Ph. D.
Barry Fox, Ph.D., ist Autor von *Foods to heal by* und *To Your Health* und Ko-Autor vieler anderer Bestseller, einschließlich *The Beverly Hills Medical Diet, Alternative Healing* und *The Healthy Prostrate.* Als anerkannt fesselnder Redner, sowohl persönlich als auch in Radio und Fernsehen, ist Barry im Land umhergereist, um die Leute zu lehren, wie man als junger Mensch leben muß und wie man bis ins hohe Alter gesund bleiben kann.

DANKSAGUNG

Wir möchten gerne Peter Engel danken, dessen mitgenommenes Knie (und daraus resultierendes mitgenommenes Seelenleben) in erster Linie den Anstoß dafür gab, uns eindringlich mit der Arthrose-Kur zu befassen.

Ebenso Dank an Dr. Michael Greenberg für den beharrlichen Zuspruch, mit dem er uns bewogen hat, die wunderbaren Möglichkeiten, die dieses Buch enthält, aufzuzeigen.

Und weiter wollen wir unserem phantastischen Herausgeber Jeremy Katz danken, der diesem Buch zum Erfolg verholfen hat – so wie es ihm zweifellos noch mit vielen anderen Büchern glücken wird.

Wichtige Mitteilungen an die Leserinnen und Leser
Der Inhalt dieses Buchs dient lediglich informativen Zwecken. Es ist nicht als eine medizinische Verordnung für Sie gedacht und soll keineswegs die Ratschläge Ihres eigenen Arztes ersetzen. Bitte diskutieren Sie alle Aspekte der »Arthrose-Kur« mit ihm, bevor Sie mit dem Programm beginnen. Falls Sie sich in einem Zustand befinden, der ärztlicher Behandlung bedarf, oder wenn Sie derzeit verordnete oder frei gekaufte Medikamente einnehmen, suchen Sie Ihren Arzt auf, bevor Sie mit dem Programm beginnen oder Ihre bisherige Medikation ändern oder unterbrechen.

Warum benutzen wir das Wort »Kur« überhaupt im selben Atemzug mit dem Ausdruck »chronischer Zustand«?

Wir wenden das Wort Kur vor allem in dem Sinn an, daß es eine teilweise oder vollständige Heilung bedeutet.

Eines sollte klar sein: Nichts im Titel oder Inhalt dieses Buchs soll suggerieren, daß die Einnahme der empfohlenen Mittel die Osteoarthrose vollkommen zum Verschwinden bringt. Die Nachweise, die in diesem Buch zusammengestellt sind, zeigen aber, daß sie sehr häufig selbst auf lange Zeit hinaus wirkungsvoll sind. Trotzdem können wir nicht garantieren, daß *jeder* Mensch aus diesem Programm Nutzen ziehen wird.

Um die Privatsphäre zu wahren, haben wir für die im Buch erwähnten Patienten Pseudonyme gewählt, und in einigen Fällen sind ihre biographischen Details geändert worden.

Die Autoren des Buchs haben keinerlei finanzielle Interessen an irgendeiner der Firmen, die Glucosamin- oder Chondroitinsulfat produzieren, verkaufen oder vertreiben. Das Buch wurde strikt aufgrund der erfahrenen positiven Wirkung der beiden Substanzen geschrieben.

Die Leserinnen und Leser in Deutschland mögen bitte bedenken, daß dieses Buch von einem Amerikaner geschrieben wurde, der in den USA lebt und dort seine Patienten versorgt. Viele Bedingungen im Gesundheitsbereich sind »drüben« anders als hier. Die »Durchschnitts-Amerikaner« ernähren sich deutlich anders als wir Deutschen, sie bewegen sich im alltäglichen Leben noch weniger als wir, sie bevorzugen andere Arzneimittel, und ihre Entscheidungen in Gesundheitsdingen sind auch davon bestimmt, daß nur ein relativ kleiner Teil von ihnen eine Krankenversicherung hat. Ein Kranken- und Sozialversicherungswesen, wie wir es als selbstverständlich ansehen, gibt es dort schließlich nicht. Diese unterschiedlichen Bedingungen wurden bei der redaktionellen Bearbeitung der Übersetzung des Buchs berücksichtigt, in dieser Hinsicht wurde der Text weitgehend an die deutschen Verhältnisse angepaßt.

Diese anderen Bedingungen haben es aber überhaupt erst möglich gemacht, das Buch so zu schreiben, wie es hier vorliegt. Grundvoraussetzung für seine Aussagen ist, daß die beiden Substanzen, die Dr. Theodosakis so hoch lobt, in den USA als Nahrungsergänzungsmittel in nahezu jedem Geschäft erhältlich sind. In Deutschland dagegen gibt es nur eine von ihnen, und zwar als apothekenpflichtiges Arzneimittel, die andere ist auf dem regulären Markt nicht zu haben. Daß das so ist, hat auch etwas damit zu tun, daß die Verhältnisse auf dem Arzneimittelmarkt in den USA anders sind als in Europa. Die Definitionen, was gilt als Arzneimittel und was als Nahrungsergänzungsmittel, sind dort anders als hier und sie unterscheiden sich in den einzelnen europäischen Staaten noch einmal voneinander. Wenn Dr. Theodosakis von »in Europa« spricht, bedeutet das nicht notwendigerweise, daß damit »in Deutschland« gemeint ist.

Warum die eine Substanz in Deutschland nicht auf dem regulären Markt erhältlich ist und wie Sie die Produkte dennoch bekommen können, erfahren Sie in Kapitel III.

Ein Wort von Dr. Theodosakis

Ich habe das in diesem Buch beschriebene Programm entwickelt und mit meinen Patienten durchgeführt – mit eindrucksvollen Resultaten. Einige dieser Patienten konnten zuvor keinerlei Erleichterung durch traditionelle Therapien erreichen oder sie nicht vertragen. Manche von ihnen sind symptomfrei geblieben – selbst diejenigen, die die Mittel nicht mehr einnehmen. Wenn Sie dieses Buch lesen und sich mit Ihrem Arzt darüber unterhalten, ob Sie selbst diese Stoffe nehmen sollen, müssen Sie an Folgendes denken:

Osteoarthrose ist ein variabler Zustand; das soll heißen, zwei Personen, deren Knorpel gleich stark geschädigt ist, können verschiedene Symptome haben und auf Behandlung unterschiedlich reagieren.

Wenn Ihr Knorpel komplett bis auf den Knochen »durchgescheuert« ist, sind Ihre Chancen auf Heilung bei der erwähnten Kur vage. Trotzdem kann Ihnen das in diesem Buch beschriebene Programm erhebliche Erleichterung verschaffen. Es ist eine sicherere und vielleicht wirkungsvollere Behandlung als die meisten Standardtherapien.

Manche Fälle sekundärer Osteoarthrose sind reversibel, und es gibt medizinische Bedingungen, die die Symptome einer Osteoarthrose »nachahmen«. Durch eine Behandlung der zugrundeliegenden medizinischen Bedingungen können die arthrotischen Symptome möglicherweise endgültig verschwinden. Deshalb ist eine gründliche Diagnose unerläßlich, um die günstigste Behandlung zu finden.

INHALT

VORWORT: Seite 13

KAPITEL 1: Kann Osteoarthrose geheilt werden? 17

KAPITEL 2: Wenn Gelenke krank werden 39

KAPITEL 3: Neue Hoffnung, Osteoarthrose zu besiegen 49

KAPITEL 4: Die Arthrose-Kur 77

KAPITEL 5: Das Problem mit den Schmerzmitteln 95

KAPITEL 6: Übungen, die hilfreich sind und nicht weh tun 109

KAPITEL 7: Gesunde Ernährung spielt eine wichtige Rolle 137

KAPITEL 8: Bekämpfung des seelischen Tiefs 159

KAPITEL 9: Sie können Osteoarthrose vermeiden 175

KAPITEL 10: Überblick über den rheumatischen Formenkreis 187

KAPITEL 11: Ein Blick in die Zukunft 209

Glossar 213

Eine Anmerkung zum Schluß 217

Register 218

VORWORT

Als orthopädischer Chirurg, spezialisiert auf Hüft- und Kniegelenke, war ich mit der Zeit über die Medikamente enttäuscht, die zur Behandlung der Osteoarthrose zur Verfügung stehen. Ich bin einer von sieben Chirurgen bei Hendersonville Orthopedic Associates in North Carolina und mir lag daran, unserem Arsenal gegen die Arthrose eine weitere Waffe hinzuzufügen. Ich wollte auch etwas ausfindig machen, was das Fortschreiten der Erkrankung verlangsamte, statt lediglich die Schmerzen zu lindern.

Ursprünglich glaubte die Ärzteschaft, nichtsteroidale entzündungshemmende Medikamente (NSAIDs) würden die Arthrose verlangsamen. Im Lauf der Jahre ergaben unsere Erfahrungen und zunehmende Forschungsarbeiten jedoch, daß dies aller Wahrscheinlichkeit nach nicht der Fall war. Es schien, daß keine der Medikationen, an die ich zuvor geglaubt hatte, tatsächlich das Leiden eindämmte – sie linderten lediglich die Schmerzen.

Glücklicherweise ließ mir mein Forschungsassistent einen Artikel aus Europa zukommen, der sich mit einer neuen Art der Arthrose-Medikation befaßte – beispielsweise mit Glucosamin- und Chondroitinsulfat, die als »knorpelschützende Wirkstoffe« bezeichnet wurden. Sie waren auch schon in amerikanischen Zeitschriften erwähnt worden, jedoch nur als theoretische Möglichkeit. Ich war begeistert, an diesen Artikel geraten zu sein, in dem über die Erfahrung in Europa mit knorpelschützenden Wirkstoffen bei mehreren tausend Patienten berichtet wurde.

Und ich war erstaunt, daß es zehn Doppelblindversuche mit Glucosamin und acht mit Chondroitinsulfat gegeben hatte, die die Wirksamkeit dieser Stoffe bei Menschen bestätigten. (Beide werden in den Vereinigten Staaten als Nahrungsergänzung, nicht als Medizin betrachtet. Das ist in Deutschland anders.)

Fasziniert von den europäischen Erfolgsberichten über die Behandlung, begann ich, meinen Patienten, die die nichtsteroidalen entzündungshemmenden Medikamente wegen der Nebenwirkungen nicht vertrugen, Glucosamin- und Chondroitinsulfat zu verabreichen. Dabei handelte es sich um Leute, für die es kaum alternative Behandlungen gab. Eine Patientin mit chronischen Schmerzen in der Hüfte, deren Röntgenbilder eine schwere Arthrose zeigten, überlegte sich bereits, ob sie sich ein künstliches Hüftgelenk einsetzen lassen sollte. Aber nachdem sie Glucosamin- und Chondroitinsulfat eingenommen hatte, ließen bei ihr sowohl Schmerzen wie auch Bewegungseinschränkung so deutlich nach, daß sie bisher nicht operiert zu werden brauchte. Andere, an schwerer Osteoarthrose leidende Patienten berichteten von ähnlichen Resultaten. Also begann ich, die Behandlung mit diesen beiden Substanzen auszudehnen. Ich wende Glucosamin- und Chondroitinsulfat nun seit zwei Jahren an. Meine Patienten und ich sind dankbar ob der positiven Resultate.

Amerikanische Ärzte sind kritisiert worden, weil sie es unterlassen haben, Glucosamin- und Chondroitinsulfat anzuwenden. Aber amerikanische Ärzte zögern nun einmal, irgend etwas anzuwenden, das sich nicht in Studien innerhalb der Vereinigten Staaten als wirkungsvoll erwiesen hat, und die europäischen Forschungsunterlagen sind bisher von Amerika nicht übernommen worden. Warum gibt es keine amerikanischen Untersuchungen? Wie Sie diesem Buch später entnehmen können, dreht es sich dabei schlicht ums Geld. Für Glucosamin- und Chondroitinsulfat können die Herstellerfirmen in den USA keinen Patentschutz anmelden und damit für einige Zeit ohne Konkurrenz an dem Produkt verdienen, weil es sich um natürliche Substanzen handelt. Also gibt es für die Firmen keine Motivation, sie zu vermarkten. Und so hat sich die Geschichte dieser beiden vielversprechenden »Arthrose-Therapien« in Amerika noch nicht herumgesprochen.

Ich bin derzeit dabei, den ersten Doppelblindversuch am Menschen mit diesen Substanzen durchzuführen. Wir werden mit insgesamt 100 Personen arbeiten, die an leichter bis mäßiger Osteoarthrose des Knies leiden. Sechs Monate lang werden die Versuchspersonen entweder Plazebo oder eine Kombination aus Glucosamin- und Chondroitinsulfat erhalten. Jeder Teilnehmer wird nach Schmerzen und Bewegungseinschränkung bewertet werden, und zwar jeweils vor und nach der Einnahme der Zusatzmittel oder des Plazebos.

Alle Menschen mit Osteoarthrose – und das betrifft viele Leute sowohl in den Vereinigten Staaten wie im Ausland – verdienen es, die in diesem Buch erwähnten Fakten kennenzulernen. Ich beglückwünsche Dr. Theodosakis, Dr. Fox und Ms. Adderly für ihren bedeutenden Beitrag zur medizinischen Literatur für Nichtfachleute. Es war an der Zeit!

Amal Das, M.D.

KAPITEL 1

KANN OSTEOARTHROSE GEHEILT WERDEN?

Was ist Osteoarthrose?

◆

Inwiefern steht der Knorpel im Brennpunkt dieser Erkrankung?

◆

Welcher Art sind die Symptome der Osteoarthrose, und welche Gelenke sind betroffen?

◆

Was verursacht Osteoarthrose?

◆

Was unterscheidet Osteoarthrose von rheumatoider Arthritis?

◆

Wie wird Osteoarthrose diagnostiziert?

◆

Welche Stoffe setzt man zur Heilung von Osteoarthrose ein?

Es beginnt mit einer kleinen Steifheit in Ihrem rechten Knie. Kein Grund zur Beunruhigung. Dann stellen Sie fest, daß der Schmerz schlimmer wird, daß Sie manchmal Schwierigkeiten beim Gehen haben und daß es beim Joggen ernsthaft weh tut. Oder aber Sie spüren so etwas wie »morgendliche Steifheit« in der Hüfte, und es macht Ihnen Mühe, die Treppe hinauf- und hinunterzugehen. Also muß etwas dagegen unternommen werden – Sie müssen schließlich Ihr Dasein bewältigen! Und so suchen Sie Ihren Arzt auf.

Die Untersuchung ist reine Routine. Zunächst einmal wird Ihr Arzt Sie von Kopf bis Fuß betrachten und abtasten. Er wird Ihre Gelenke bewegen und Sie beim Gehen beobachten. Während Sie dann später auf dem Untersuchungstisch liegen, bewegt der Arzt Ihr Bein nach oben und nach unten und von einer Seite zur anderen. »Tut es weh, wenn ich es so bewege?« fragt er, und wenn Sie dann nicken, erklärt er: »Hmm. Ich würde gern eine Röntgenaufnahme machen lassen.«

Die Aufnahme weist eine ungleichmäßige Verengung des Gelenkspalts zwischen den Knochen Ihres rechten Knies auf. Der Arzt betrachtet stirnrunzelnd das Röntgenbild und teilt Ihnen dann die Diagnose mit: »Sie haben eine Osteoarthrose. Sie wissen schon – was man so gemeinhin ›Reißen‹ nennt.«

»Und was kann ich tun?« fragen Sie besorgt.

»Nehmen Sie Aspirin gegen die Schmerzen«, antwortet er in beruhigendem Ton. »Und strengen Sie das Knie nicht übermäßig an.«

»Aber wie habe ich mir das zugezogen?«

»Osteoarthrose ist praktisch unvermeidlich«, erklärt Ihr Arzt. »Fast jeder in Ihrem Alter bekommt das. Das Problem ist der Knorpel, der die Knochenenden schützt. Er verschleißt, und ohne die Knorpelmasse, die die Knochen voneinander trennt, reiben sie sich aneinander und verursachen so Schmerzen und Versteifung. Das macht im wesentlichen die Osteoarthrose aus. Die Schmerzen lassen sich bis zu einem gewissen Grad lindern, aber leider gibt es sonst gar nichts, was wir dagegen tun können.«

GRUND NUMMER EINS
FÜR DIE BEWEGUNGSEINSCHRÄNKUNG

Jeder Mensch ab 45 hat, wenn man sich seine Gelenke einmal von innen ansähe, Abnutzungserscheinungen aufzuweisen. Doch bei weitem nicht alle diese Menschen *leiden* auch an Arthrose. Viele können sich mit ihren müde gewordenen Gelenken durchaus arrangieren. In den USA ist Arthrose allerdings der Grund Nummer eins für Bewegungseinschränkungen und wahrscheinlich der Hauptgrund für Invalidität, wenn man in Betracht zieht, daß die Betroffenen infolge der Schmerzen ihr Leben lieber sitzend verbringen.

Arthrose (früher als »degeneratives Gelenkleiden« bezeichnet) ist nicht ein vereinzeltes Leiden, sondern besteht aus einer ganzen Gruppe von Erkrankungen, deren Gemeinsamkeit darin besteht, daß sie Schmerzen, Entzündungen und Bewegungseinschränkungen der Gelenke hervorrufen. Es gibt über hundert Krankheiten, die auf diese Weise die Gelenke beeinträchtigen, aber die häufigste ist Osteoarthrose.

In einem arthrotischen Gelenk ist der Knorpel, der die Enden der Knochen bedeckt und schützt, degeneriert, so daß sich die Knochen aneinander reiben. Das Hauptsymptom von Osteoarthrose sind Schmerzen; die Entzündung wird im allgemeinen erst im späteren Verlauf der Krankheit zum Problem. Bis heute hielten die Ärzte in den Vereinigten Staaten das Leiden für unheilbar. Das ist der Grund, weshalb die im allgemeinen vorgeschlagene Behandlung nur dafür gedacht ist, den Schmerz zu lindern. Die tatsächlichen Ursachen des Ganzen werden nicht bekämpft, und der Zustand der Gelenke verändert sich nicht. Verläuft die Erkrankung milde, werden schmerzstillende Mittel wie Paracetamol (z. B. Ben-u-ron) oder nichtsteroidale entzündungshemmende Mittel wie Acetylsalicylsäure (z. B. Aspirin) oder Ibuprofen (z. B. Aktren oder Brufen) angewandt. Cortison-Injektionen und starke Schmerzmittel sind für besonders schmerzhafte Verläufe reserviert. Unglücklicherweise sind die schmerzstillenden und entzündungshemmenden

Mittel auch problematisch. Sie lindern zwar zeitweilig die Schmerzen, aber auf Dauer gesehen vertuschen sie nur die Symptome, während die Krankheit an sich fortschreitet. Diese Mittel haben Nebenwirkungen, die zum Teil lästig sind, teilweise aber auch gefährlich werden können – jedes Jahr sterben Tausende von Menschen an den schädlichen Wirkungen sowohl der entzündungshemmenden Mittel wie der Steroide (Cortison). Darüber hinaus stützen einige Forschungsergebnisse den Verdacht, daß nichtsteroidale entzündungshemmende Mittel (NSAIDs) in gewisser Weise die Entwicklung der Osteoarthrose beschleunigen.

Also besteht die Gefahr, daß Sie, nachdem Sie Ihre Schmerzen mit entsprechenden Mitteln bekämpft haben, doch einen Chirurgen hinzuziehen müssen, der die Gelenke Ihrer Hüften oder Knie durch künstliche ersetzt. Doch auch mit dem neuen Gelenk verfügen Sie nicht über die Beweglichkeit wie zu der Zeit, als sich Ihre Arthrose noch nicht entwickelt hatte. Bei derartigen Operationen besteht immer das Risiko, daran zu sterben oder hinterher permanent körperlich behindert zu sein. Und zudem ist das ganze schmerzhaft, teuer und hält nicht ewig – nach etwa zehn Jahren müssen Sie damit rechnen, daß das künstliche Gelenk vielleicht versagt und die Operation wiederholt werden muß. Aber wie der Doktor schon sagte, bei Osteoarthrose kann man sonst nichts tun – oder vielleicht doch?

Neue Anregungen aus den Labors

Statt einfach die Schmerzen mit Arzneimitteln zu dämpfen oder sich möglicherweise gefährlichen Operationen zu unterziehen, sind viele Ärzte in Europa und Asien (und auch eine kleine, aber sich rapide vergrößernde Gruppe in Amerika) dazu übergegangen, die Osteoarthrose zu *heilen*. Sie haben bei vielen Patienten mit einer Behandlung, die aus einer Kombination natürlicher Elemente besteht, ausgezeichnete Resultate erzielt. Sie haben die Erkrankung *verlangsamt und schließlich geheilt*.

Die Fakten, die sich aus diesen Versuchen zur Lösung eines weitverbreiteten medizinischen Problems ergeben haben, sind verblüffend.

- Unser Versuch arbeitet mit einer Kombination von zwei Stoffen: *Glucosamin-* und *Chondroitinsulfat.* Sowohl Glucosamin- als auch Chondroitinsulfat sind in Amerika rezeptfrei und in den meisten Geschäften mit Gesundheitskost zu erhalten. Wie die Situation in Deutschland ist, siehe Seite 74.
- Diese Substanzen kommen im Knorpel vor. Als solche nehmen wir sie zu uns, und außerdem produziert unser Körper sie selbst in sehr kleinen Mengen. Daher ist nicht zu erwarten, daß Glucosamin- und Chondroitinsulfat nennenswerte Nebenwirkungen haben werden. Diese Tatsache steht in deutlichem Kontrast zu den Schmerzmitteln wie den nichtsteroidalen Entzündungshemmstoffen und den Cortison-Injektionen, die im Körper Zerstörungen anrichten können.
- Es gibt viel Material über die klinische Forschung, die sich über Dekaden erstreckt hat. Es weist nach, daß Glucosamin- und Chondroitinsulfat bei Menschen wie bei Tieren wirksam sind.
- Obwohl seit längerer Zeit bei Ärzten in Europa und anderwärts eingesetzt, hat der größte Teil der amerikanischen Ärzteschaft diese sichere und wirkungsvolle Therapie übersehen. Zum Glück beginnt sich das zu ändern, und *wir stehen jetzt am Rand einer revolutionären Behandlung der Osteoarthrose.*

Das Problem und seine Lösung können ganz einfach zusammengefaßt werden: Millionen Menschen leiden an Osteoarthrose, einer schmerzhaften und deprimierenden Krankheit. Obwohl die meisten Ärzte sie für unheilbar halten, kann Arthrose gestoppt oder rückgängig gemacht werden – durch die Anwendung von Glucosamin- und Chondroitinsulfat. Diese erstaunlichen natürlichen Substanzen sind möglicherweise auch bei anderen Zuständen, die die Muskeln und das Skelett betreffen, wirksam. Diese bemerkenswerte Information ist in vielen Ländern der Welt bekannt und weitgehend akzeptiert.

Aber können wir Amerikaner medizinische Fortschritte, die aus dem Ausland stammen, überhaupt akzeptieren? Schließlich haben wir selbst ein ausgezeichnetes medizinisches System. Wenn eine Methode also so gut ist, sollten wir dann nicht als erste darauf gekommen sein? Sollten wir nicht zumindest darüber bereits Bescheid wissen?

Auf vielen Gebieten der Medizin sind uns Ärzte und Wissenschaftler anderer Länder häufig voraus. Die erste Herztransplantation wurde in Südafrika ausgeführt; das erste »Retortenbaby« wurde in England geboren; Frankreich war Vorläufer in der Entwicklung des Aids-Medikaments AZT. Was Vorrichtungen betrifft, mit deren Hilfe verstopfte Arterien offengehalten werden, waren die Europäer den Amerikanern um mehrere Generationen voraus. Tatsächlich reisen amerikanische Ärzte oft nach Europa, um für sich oder für Familienangehörige zu derartigen Geräten Zugang zu bekommen. Ganz gewiß haben wir ein gutes medizinisches System, aber es ist traditionellerweise langsam in der Akzeptanz neuer Therapien oder Ideen. Dies liegt teilweise an der entschieden negativen Einstellung der »Federal Drug Administration« (der amerikanischen Aufsichtsbehörde für Arzneimittel) gegenüber der Anwendung von Vitaminen und anderen Zusatzstoffen, soweit sie über das hinausgehen, was notwendig ist, um die täglichen Nahrungserfordernisse sicherzustellen. Andererseits liegt es auch an einem relativen Mangel an solider Forschung in Amerika, was Alternativen betrifft. Tatsächlich hat man bei der Erforschung alternativer Methoden in Deutschland und anderen europäischen Ländern einen erheblichen Teil zu den positiven Ergebnissen beigetragen. Die Studien sind nicht alle ins Englische übersetzt worden, also haben die Ärzte in den Vereinigten Staaten sie zum großen Teil nicht gelesen. Trotzdem ist es einigermaßen überraschend, daß eine Behandlungsmethode, die bei einem so weitverbreiteten und kraftraubenden Leiden in Übersee so erfolgreich angewandt wird, in Amerika weitgehend unbeachtet geblieben ist. Zum Glück wird sich das bald ändern.

Was ist Osteoarthrose?

Die wörtliche Übersetzung des Wortes aus dem Griechischen ist *osteo* (auf den Knochen bezogen), *arthro* (Gelenk) und *ose* (krankhafte Veränderung). Sie meint ein »degeneratives Gelenkleiden«, das hier in Deutschland meist als *Arthrose* bezeichnet wird.

Osteoarthrose ist nur eine von vielen Arten von Gelenkleiden. Es ist jedoch die häufigste Form, die den »hyalinen Knorpel«, die glatte, glitzernde, bläulich-weiße Substanz am Ende der Gelenkknochen befällt. (Haben Sie je das Ende eines Hühnerunterschenkels betrachtet oder berührt? Das ist hyaliner Knorpel.)

Zusätzlich betrifft Osteoarthrose diverse andere Bezirke im Gelenk und in seiner Umgebung:

▶ Den subchondralen Knochen (das Ende der Knochen, dem der Knorpel anhaftet).
▶ Die Kapseln, die die Gelenke umgeben.
▶ Die an das Gelenk anschließende Muskulatur.

Knorpel: Brennpunkt der Osteoarthrose

Osteoarthrose beginnt am Knorpel, dem geschmeidigen, gelartigen Gewebe am Knochenende. Knorpelmasse besteht aus 65 bis 80 Prozent Wasser und hat zwei Funktionen: Er reduziert die Erschütterung, die dadurch entsteht, daß sich ein Knochen am anderen reibt; und er mildert die konstante Verletzungsgefahr, der Knochen im alltäglichen Leben ausgesetzt sind.

Stellen Sie sich gesunden Knorpel als eine Art Schwamm zwischen den harten Enden der Knochen vor. Dieses schwammige Material saugt Flüssigkeit auf (Gelenkflüssigkeit, die medizinisch Synovialflüssigkeit heißt), wenn sich das Gelenk in

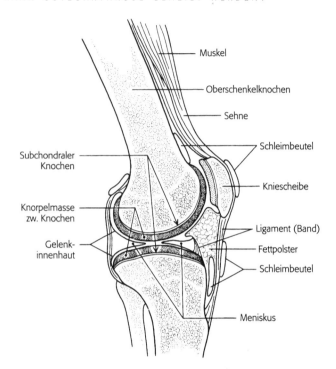

Teile eines Gelenks

Ruhe befindet. Sobald aber »Druck« gemacht wird, preßt es sie wieder aus. Wenn Sie zum Beispiel einen Schritt machen und das Bein unter dem Druck Ihres Körpergewichts steht, wird die Knorpelmasse in Ihrem Kniegelenk zusammengepreßt und drückt einen großen Teil der Synovialflüssigkeit wieder heraus. Aber wenn Sie dann den Fuß anheben, um den nächsten Schritt zu machen, strömt die Flüssigkeit erneut in den Knorpel zurück. Sie richtet sich also jeweils nach dem unterschiedlichen Druck, der auf das Gelenk ausgeübt wird.

Mit der Zeit jedoch kann Osteoarthrose den Knorpel austrocknen und damit diesen schützenden Stoßdämpfer zwischen den Knochen »erodieren« lassen.

Wie Sie in Kapitel II erfahren werden, entwickelt sich das Problem in der Keimschicht (Matrix) des Knorpels, seinem »Geburtsort«, und zwar lange bevor die Symptome spürbar werden. Mit fortschreitender Krankheit beginnt das Knorpelgewebe aufzuweichen und brüchig zu werden. Im vorgerückten Stadium können sich Knochenzacken (Osteophyten), ungewöhnliche Verdichtungen und Neubildungen des Knochens (Eburneation) und mit Flüssigkeit gefüllte sackartige Gebilde (Geröllzysten) bilden. Und natürlich reiben sich die Knochen, je mehr das Knorpelgewebe schwindet, um so heftiger aneinander, was die Schmerzen verstärkt, Knochendeformationen und schließlich auch Entzündungen nach sich zieht. Bei einem schweren Verlauf kann die Knorpelmasse vollends verschwinden, und die Knochenenden sind völlig schutzlos.

Schädigungen und Erosionen des Knorpels eines arthrotischen Gelenks sind in Röntgenaufnahmen ohne Schwierigkeiten zu erkennen. Das Gelenk ist verengt, uneben und die Knochen sind nicht mehr durch die gleichmäßigen Konturen eines gesunden Knorpels auseinandergehalten. Wenn Sie direkt in ein arthrotisches Gelenk blicken könnten, würde Ihnen sofort zweierlei auffallen, worin sich ein arthrotisches von einem gesunden Gelenk unterscheidet:

Erstens hat sich die Knorpelmasse aufgelöst und hat eine unebene, narbige, möglicherweise sogar löchrige Oberfläche bekommen; zweitens hat der Körper neue Knorpel- und Knochenmasse gebildet, um das auszugleichen, was verlorengegangen ist. Wie Sie aber gleich erfahren werden, reicht das nicht aus, um beides völlig zu ersetzen.

Schmerz, Versteifung und andere Unannehmlichkeiten

Die Hauptsymptome der Osteoarthrose sind Schmerzen, Steifheit, knackende Geräusche und Schwellung und Deformierung des Gelenks, in vorgerücktem Stadium möglicherweise Entzündung.

Schmerzen: Sie sind das Kennzeichen der Osteoarthrose, und die Beschreibung der Patienten reicht von leichtem bis mittelstarkem dumpfem bis zu starkem und pochendem Schmerz. Im allgemeinen beginnt es mit leichten Beschwerden, die entstehen, wenn das Gelenk beansprucht wurde, und die nach einer Ruhepause häufig wieder verschwinden. Aber wenn das Leiden zunimmt, kann sich das zu einem scharfen Schmerz steigern, sobald das Gelenk – unter Umständen auch nur leicht – bewegt wird. Schließlich tut es auch im Ruhezustand weh, auch wenn es keinerlei Druck ausgesetzt ist. In schweren Fällen können die Schmerzen Schlafstörungen hervorrufen, die das Dasein zusätzlich belasten.

Versteifung: Arthrotische Gelenke fühlen sich häufig steif an, vor allem morgens. Es kann auch vorkommen, daß sie nach

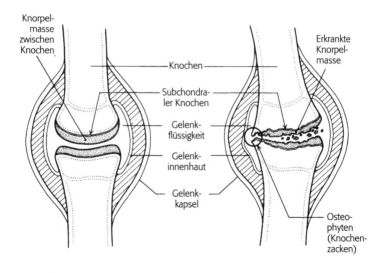

Ein gesundes und ein arthrotisches Gelenk

längeren Perioden der Untätigkeit völlig »zumachen«, wie zum Beispiel bei Autofahrten oder Kinobesuchen. Im Frühstadium der Krankheit dauert das nur kurz und kann leicht »wieder eingerenkt« werden. Aber mit zunehmender Verschlimmerung setzt eine permanente Bewegungseinschränkung ein, die sich auch nicht mit gezielten Übungen und Gehtraining beheben läßt.

Knacken in den Gelenken: Auch unter der Bezeichnung *crepitatio* bekannt. Dieses Knacken und Knirschen in den betroffenen Gelenken (meist im Knie, weniger häufig in der Hüfte) kommt im fortgeschrittenen Stadium der Osteoarthrose vor. Es kann durch das Aneinanderreiben der Gelenkknochen beim Gehen kommen, oder auch wenn das Gelenk passiv bei einer medizinischen Untersuchung bewegt wird. Am auffallendsten ist das Geräusch in den Kniegelenken. Man kann es häufig bis zum anderen Ende eines Zimmers hören. So erschreckend es klingt, im allgemeinen ist es nicht mit Schmerzen verbunden, allenfalls mit einem dumpfen Gefühl.

Deformierung und Gelenkerweiterung und -entzündung: Wenn der Knorpel degeneriert, die Knochen beschädigt werden und der Regulierungsmechanismus des Körpers versagt, kann sich das betroffene Gelenk verformen. Knochenzacken können seine Konturen verbiegen, so daß die Knochen selbst nur noch schwer bewegt werden können. Heberden-Knoten können die Gelenke unterhalb der Fingerspitzen entstellen, während Bouchard-Knoten die mittleren Fingergelenke anschwellen lassen. (Heberden- und Bouchard-Knoten treten überwiegend bei Frauen zwischen vierzig und sechzig auf. Man hält sie für eine erbliche Form der Osteoarthrose, da häufig mehrere Familienmitglieder betroffen sind.) Es kann auch zu Knochenzysten, Knochenwucherungen, gekrümmten Beinen und Schlotterknien kommen. Flüssigkeitsretention kann ebenfalls ein Problem werden. Unter Umständen muß ein Arzt dann bis zu 100 Milliliter aus einem einzigen, von Osteoarthrose befallenen Gelenk abziehen.

Obwohl Osteoarthrose jedes Gelenk betreffen kann, sind seine »Lieblinge« doch die Finger, belastete Gelenke wie Knie und Hüfte, der Hals, der untere Teil der Wirbelsäule und einige Fußgelenke. Sie kann überall im Körper in einem oder mehreren Gelenken auftreten, ohne eine bestimmte Reihenfolge, aber im allgemeinen tritt sie nicht symmetrisch auf – das heißt, nicht in *beiden* Hüftgelenken oder *beiden* Knien, zumindest nicht anfangs.

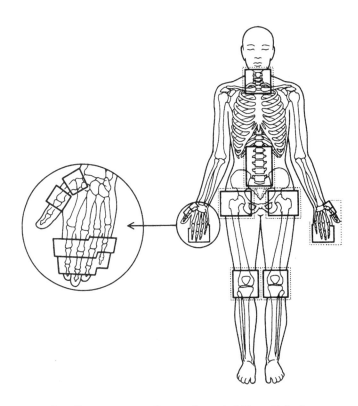

Im allgemeinen von Osteoarthrose befallene Gelenke

Primäre kontra sekundäre Osteoarthrose

Osteoarthrose tritt in zwei ausgeprägten Formen auf – der primären und der sekundären. Bei der häufigeren *primären Osteoarthrose* handelt es sich um einen sich langsam steigernden Prozeß. Er beginnt im allgemeinen nach dem fünfundvierzigsten Lebensjahr und betrifft zumeist die am stärksten mit Gewicht belasteten Knie- und Hüftgelenke und die untere Wirbelsäule, den Hals und die Finger. Die primäre Osteoarthrose entwickelt sich aufgrund von Anlässen: Wenn normales Gelenkgewebe (Knorpel und subchondraler Knochen) exzessiver Belastung ausgesetzt wird oder wenn minderwertiges Gewebe einer durchschnittlichen Belastung standhalten soll. (Unter alltäglichen und normalen Umständen ist der Knorpel auch schweren Belastungen durchaus gewachsen.) Die exakte Ursache der primären Osteoarthrose ist noch nicht bekannt. Familiengeschichte und Übergewicht sind allerdings als Risikofaktoren anerkannt.

Die berühmte »Framingham Heart Study«, die vor mehr als 36 Jahren begann, war ursprünglich geplant, um die Ursachen für Herzleiden zu erforschen. Aber sie befaßte sich auch mit der Entstehung der Osteoarthrose und fand ein schlüssiges Bindeglied zwischen dieser Krankheit und Korpulenz. Die hochgepriesene Studie ergab, daß dicke Leute bei weitem eher zu Osteoarthrose neigen als ihre schlanken Zeitgenossen. Und kein Wunder – Knie und Hüften, deren Gelenke bezüglich Belastung an erster Stelle stehen, müssen 2,5- bis 10mal so viel Druck aushalten wie die betreffende Person wiegt, je nachdem ob sie geht, läuft oder die Gelenke anders beansprucht. Es leuchtet ein, daß diese Belastung zu einem gewaltigen Problem wird, wenn das Körpergewicht des Betreffenden zunimmt. Wissenschaftler haben herausgefunden, daß Frauen mittleren Alters das Risiko einer Osteoarthrose drastisch reduzieren können, wenn sie abnehmen.

Auch Vererbung scheint bei der Entwicklung der primären

Osteoarthrose eine Rolle zu spielen. Rund sechs Millionen der Arthrosekranken verdanken ihre Schmerzen fehlerhafter DNA (Desoxiribonucleinsäure), der Trägersubstanz der Erbanlagen im Zellkern. Die Untersuchung von neunzehn Mitgliedern einer einzigen Familie über drei Generationen hinweg half den Wissenschaftlern, die Mutation eines Gens im zwölften Chromosom zu identifizieren. Sie mutmaßen, daß dies mit Osteoarthrose in Zusammenhang stehen könnte.

Sekundäre Osteoarthrose unterscheidet sich maßgeblich von der primären Form. Sie tritt oft vor dem vierzigsten Lebensjahr auf, und ihre Ursachen sind klar definiert: Verletzung, Schlottergelenke, Gelenkinfektionen, Stoffwechselstörungen, wie Gicht oder Calciumablagerungen, die chronische Einnahme gewisser Medikamente oder sogar Gelenkchirurgie.

Verletzungen scheinen bei der sekundären Osteoarthrose die Hauptschuldigen zu sein, vor allem bei jüngeren Menschen. Das Trauma kann *akut* sein (beispielsweise eine plötzliche, ernsthafte Verletzung) oder *chronisch* (immer wiederkehrend). Chronische Verletzungen verursachen Schäden im Gelenk, die sich immer wieder addieren, ein kleines »Aua« nach dem anderen. Die einzelnen »Auas« mögen nicht besonders ernsthaft sein, aber zusammengenommen und über längere Zeit hinweg können sie das Gelenkgewebe zerstören. Zurückliegende Verletzungen machen sich oft durch ein labiles oder »schlotterndes« Gelenk bemerkbar, weil irgendwann einmal eines der stabilisierenden Bänder gerissen war.

Wiederholte Druckbelastung ist eine weitere Form eines chronischen Traumas. Ständige Druckbelastung ist verknüpft mit stets wiederholten Bewegungen, die das Gelenk traumatisieren. Ein Baseballwerfer, der ungezählte Male einen Ball wirft, ein Arbeiter, der in den Schultern jahrelang den Vibrationen seines Preßlufthammers ausgesetzt ist, eine Ballerina, die fortgesetzt vom normalen Stand in den Spitzenstand wechselt – sie alle können unter einer wiederholten Druckbelastung leiden. Mit der Zeit können diese fortgesetzten Bewegungen das Knorpelgewebe und die Knochenenden schädigen und eine sekundäre Osteoarthrose hervorrufen; wiederholte Druckbelastung gehört zu ihren Hauptursachen, vor allem in Gelenken, die bereits verschoben sind oder in einer Weise bewegt werden, die ihnen schadet.

Ihre Osteoarthrose kann auch durch falsche Knochenausrichtung, nicht einwandfrei geformte Gelenkkapseln oder etwas so Einfaches wie eine falsche Gehweise hervorgerufen werden. Mit Hilfe fortgeschrittener Computertechnologie und schnelllaufenden Videokameras können Ärzte heute analysieren, was sich in Ihren Gelenken abspielt. Sie können herausfinden, wie gut sie unter Druck funktionieren, ob es biologisch bedingte Abweichungen gibt, ob Ihre Gehweise oder Schrittlänge zu Ihrer Osteoarthrose beiträgt oder inwieweit das Gehen oder Laufen auf verschiedenen Bodenbelägen Ihre Gelenke beeinträchtigt. Wenn das, was Sie »nervt«, lediglich darauf beruht, daß Sie Ihre Gelenke auf ungewöhnliche Weise beanspruchen, können Ihr Arzt und Ihr Physiotherapeut Ihnen spezielle Methoden zur Entlastung vorschlagen.

Ein paar Tips sind:

▶ Kurze Ruhepausen einlegen.
▶ Sich auf einen Gehstock stützen, den Sie in der Hand der gesunden Seite halten.
▶ Körpergewicht verringern.
▶ Auf weiche Kragen achten, eine Schulterschlinge oder Schienen an Hand- oder Fingergelenk tragen oder ein Rückenkorsett bei kurzdauernden akuten Schmerzen.

WER KANN OSTEOARTHROSE BEKOMMEN?

Von Osteoarthrose werden weltweit unzählige Menschen heimgesucht, allein schon mehr als fünfzig Millionen Amerikaner. Sie kann alle Wirbeltiere befallen, einschließlich Vögel, Amphibien und Reptilien – selbst Meeressäugetiere wie Wale und Schildkröten. Und es scheint, als ob die Osteoarthrose so ziemlich alle Lebewesen, die Knochen haben, von Anbeginn an gequält hätte. Die berühmten römischen Bäder dienten ursprünglich dazu, die Schmerzen durch arthrotische Gelenke zu lindern. Archäologen haben Spuren der Krankheit bei ägyptischen Mumien gefunden, und Paläontologen entdeckten das gleiche bei den Skeletten frühzeitlicher Menschen, die vor einer halben Million Jahren lebten. Tatsächlich litten die Dinosaurier schon vor zweihundert Millionen Jahren daran.

Zwischen 33 und 66 Prozent jeder x-beliebigen Gruppe von Menschen hat Osteoarthrose. Die Statistiken variieren, aber man kann behaupten, daß rund 2 Prozent der Menschen im Alter unter 45 Jahren, 30 Prozent derjenigen zwischen 45 und 65 und 63 bis 85 Prozent der Menschen über 65 Jahren an Osteoarthrose leiden. Die tatsächliche Zahl mag höher liegen, denn viele der Betroffenen haben keine erkennbaren Symptome. Bei Menschen unter 45 Jahren, die an Osteoarthrose leiden, ist die sekundäre Form häufiger. Die primäre ist selten.

Männer in diesem Alter leiden häufiger unter der Krankheit als Frauen, vielleicht deshalb, weil sie eher anstrengende körperliche Arbeiten verrichten. Im Alter von 45 bis 55 jedoch beginnen Männer und Frauen gleichermaßen unter Osteoarthrose zu leiden, während der Prozentsatz der Frauen über 55 höher liegt. Und nicht nur das, sie ist bei ihnen auch schlimmer! Millionen Frauen jeglichen Alters haben Osteoarthrose. Sie erleiden sie doppelt so oft wie Männer.

(Osteoarthrotische Formen variieren entsprechend dem ethnischen Hintergrund. So tritt beispielsweise in Japan und Saudi Arabien eine Osteoarthrose des Hüftgelenks kaum auf, während sie in den Vereinigten Staaten weit verbreitet ist.)

OSTEOARTHROSE IST KEINE RHEUMATOIDE ARTHRITIS

Osteoarthrose und rheumatoide Arthritis werden oft miteinander verwechselt, weil ihre Namen ähnlich klingen und sie beide die Gelenke betreffen. Aber es handelt sich dabei um sehr unterschiedliche Krankheiten. Rheumatoide Arthritis ist eine Störung des Immunsystems, die zu Schwäche, Ermüdung, Fieber, Anämie und anderen Problemen führen kann, einschließlich entzündeter Gelenke. (Eine Störung des Immunsystems bedeutet, daß der Körper seine eigenen Gewebe angreift, so als handele es sich um feindliche Eindringlinge.) Rheumatoide Arthritis tritt zumeist »symmetrisch« auf, das heißt, die Krankheit betrifft beide Seiten des Körpers zugleich (beide Handgelenke, beide Hände usw.) Rund zweieinhalb Millionen Men-

Osteoarthrose	Rheumatoide Arthritis
Beginnt meist nach dem 40. Lebensjahr.	Tritt im Alter zwischen 25 und 50 auf. Kann auch schon Kinder betreffen.
Entwickelt sich allmählich über mehrere Jahre hinweg.	Kommt plötzlich und geht häufig ohne Vorwarnung.
Beginnt im allgemeinen in Gelenken auf der einen Körperseite.	Betrifft im allgemeinen gleichzeitig Gelenke auf beiden Körperseiten.
Rötung, Hitze und Schwellung (Entzündung) der Gelenke ist untypisch.	Rötung, Hitze und Schwellung (Entzündung der Gelenke gehört dazu).
Betrifft in erster Linie Knie-, Hand-, Hüft-, Fußgelenke und Rückgrat, nur gelegentlich Knöchel, Handgelenke, Ellenbogen oder Schultern.	Betrifft viele oder die meisten Gelenke, einschließlich Knöchel, Hand, Ellenbogen und Schulter.
Kein allgemeines Gefühl des Krankseins.	Oft ein allgemeines Gefühl des Krankseins und der Erschöpfung, häufig Gewichtsverlust und Fieber.

schen in den Vereinigten Staaten haben rheumatoide Arthritis. In Deutschland geht man von einem Prozent Betroffener unter der erwachsenen Bevölkerung aus. Hier die hauptsächlichen Unterscheidungsmerkmale von Osteoarthrose und der weniger verbreiteten rheumatoiden Arthritis.

Diagnose der Gelenkerkrankung

Bevor ein guter Arzt Osteoarthrose diagnostiziert, wird er sich ausführlich Ihre Beschwerden schildern lassen, Ihre vergangene Krankengeschichte studieren und Sie von Kopf bis Fuß gründlich untersuchen. Während dieser Untersuchung wird er nach mehreren typischen Anzeichen Ausschau halten: Bewegungseinschränkung in den Gelenken, Empfindlichkeit gegen Berührung, Schmerzen beim Beugen und Strecken des Gelenks (passive Bewegung) und Knacken und Knirschen des Gelenks (Crepitus).

Eingeschränkte Bewegungsmöglichkeit der Gelenke. Am Anfang ist die eingeschränkte Beweglichkeit des Gelenks kaum wahrnehmbar oder meßbar. Mit der Zeit wird sie aber offensichtlich. Wenn die Osteoarthrose beispielsweise in der Hand auftritt, tun Sie sich möglicherweise schwer, eine Glaskonserve zu öffnen oder einen Ball zu ergreifen. (Kleine Handbewegungen, wie zum Beispiel Kneifen, beeinträchtigt die Osteoarthrose im allgemeinen nicht.) Wenn das Knie betroffen ist, kann das Beugen oder Strecken des Gelenks sehr unangenehm werden. Ist die Wirbelsäule betroffen, kann Ihnen das Umdrehen oder Bücken Schwierigkeiten bereiten. Und wenn sich die Erkrankung weiterentwickelt, können die belasteten Gelenke von Hüfte und Knie Sie hindern, auch nur die simpelsten Bewegungen auszuführen.

Empfindlichkeit gegenüber Berührung. In einem frühen Stadium der Krankheit mag das erkrankte Gelenk noch normal empfindlich sein, aber es kann anschwellen, wenn der Körper zunehmend Flüssigkeit in ihm produziert. Dieses Übermaß an

Flüssigkeit drückt auf das Gewebe, das das Gelenk umgibt. Das hat Schmerzen und Empfindlichkeit gegenüber Berührungen zur Folge.

Gealterte Gelenke	Osteoarthrotische Gelenke
Verschlechterung wirkt sich auf nicht belastete Knorpeloberflächen aus.	Verschlechterung wirkt sich auf Belastung ausgesetzter Knorpeloberfläche aus.
Minimale physische und chemische Veränderungen in der Knorpelschicht.	Signifikante physische, chemische und degenerative Veränderungen in der Knorpelmasse.
Keine Zunahme im Gewebevolumen.	Zunahme im Gewebevolumen.
Keine Veränderung im Flüssigkeitsgehalt des Knorpels.	Frühzeitige und dramatische Zunahme des Flüssigkeitsgehalts im Knorpel. (Dies kann die erste physische Veränderung sein.)
Pigmente im Knorpel.	Keine Pigmente im Knorpel.
Keine Eburneation (übermäßige Knochenverdichtung oder -neubildung).	Eburneation.
Keine offensichtlichen Knochenveränderungen.	Knochenveränderungen, einschließlich neuer Knochenbildungen (Osteophyten).

Schmerzen bei passiven Bewegungen. Normalerweise wissen wir gar nicht, ob wir bei passiven Bewegungen Schmerzen haben, denn wir bewegen uns ja zumeist aktiv. Im allgemeinen nehmen wir passive Bewegungen erst dann wahr, wenn der Arzt unsere Arme und Beine bewegt. Dabei empfinden wir unter Umständen beim Beugen und Strecken Schmerzen, und man fühlt in den erkrankten Gelenken ein Reiben oder hört ein Knacken.

Zusätzlich zur Überprüfung dieser körperlichen Anzeichen für Osteoarthrose wird der Arzt eine Röntgenaufnahme machen lassen, um seine Diagnose abzusichern. Die Erkrankung zeigt sich auf diesem Röntgenbild in erster Linie durch Veränderung im Knochen unterhalb des Knorpelgewebes. Häufig sieht man auch eine Verengung der Gelenkhöhle. Im fortgeschrittenen Zustand sind Verknöcherungen, ungewöhnliche Verdichtung und Reizergüsse festzustellen. Mit modernen, raffinierten Techniken wie Arthroskopie, CT (Computertomographie) und MRT (Magnetresonanz-Tomographie) kann das Ausmaß der Knorpelzerstörung ebenfalls sichtbar gemacht werden.

WODURCH WIRD OSTEOARTHROSE NICHT HERVORGERUFEN?

Trotz einer Unmenge gegensätzlicher Beweise halten sich drei falsche Auffassungen bezüglich Osteoarthrose beharrlich: Daß sie Bestandteil eines normalen Alterungsprozesses sei, daß es sich um einen reinen Verschleißprozeß handele, und daß man sie weder aufhalten noch heilen könne.

Osteoarthrose ist nicht unvermeidlich. Wir glaubten früher, die Gelenkverschlechterung beim Alterungsprozeß sei die gleiche wie bei der Osteoarthrose. Heute wissen wir, daß es gravierende Unterschiede gibt zwischen den von Osteoarthrose betroffenen Gelenken und Knorpeln und denen, die nicht auf krankhafte Weise gealtert sind. Diese Unterschiede sind:

Es stimmt zwar, daß Osteoarthrose bei älteren Menschen öfter auftritt als bei jüngeren. Doch dies beruht darauf, daß sie im Verlauf ihres Lebens länger den alltäglichen Verletzungen und der häufigen Wiederholung von Bewegungen ausgesetzt waren. Außerdem läßt bei ihnen die Fähigkeit zur Regeneration nach. Aber Osteoarthrose wird nicht durch den Alterungsprozeß *hervorgerufen*.

▶ *Primäre Osteoarthrose wird nicht durch Abnutzung des Körpers aufgrund körperlicher Anstrengung oder Übungen verursacht.* Neuere wissenschaftliche Untersuchungen haben schlüssig ergeben, daß uns regelmäßige Bewegungsübungen nicht für Osteoarthrose anfällig machen. Im Gegenteil:

Kraftvolle Übungen *fördern* die Funktionsfähigkeit der Gelenke. Eine sekundäre Osteoarthrose kann entstehen, wenn verletzte oder fortgesetzt stark belastete Gelenke dauernd übermäßig benutzt werden. In normalem Maß gehaltene körperliche Übungen tragen dazu bei, primäre Osteoarthrose zu vermeiden, und spielen bei der Behandlung eine wesentliche Rolle.

▶ Wir können *den Schmerz und die körperliche Einschränkung von Osteoarthrose lindern*. Die meisten Ärzte in den Vereinigten Staaten zucken die Schultern und akzeptieren das »Unvermeidliche«, wenn sie entsprechende Patienten behandeln. Sie verschreiben ihnen lediglich Schmerzmittel. Aber die Fortschritte im Wissen um das Knorpelgewebe und Jahre der Erfahrung mit zahlreichen Patienten haben gezeigt, daß es möglich ist, den Knorpelabbau, der für Osteoarthrose charakteristisch ist, zu verhindern, zu verlangsamen oder zum Stillstand zu bringen. Vor allem gibt es klare Beweise dafür, daß es sich positiv auf die Entstehung und den Verlauf der Krankheit auswirken kann, wenn in der Knorpelschicht die normale Balance wiederhergestellt wird.

Das traditionell eingestellte amerikanische medizinische Establishment bleibt den erregenden Studienergebnissen der Forschungszentren und Krankenhäuser in ganz Europa und Asien gegenüber taub. Aber die zunehmende Beweislast zwingt die Ärzte nun doch, umzudenken und sich der vielversprechenden Behandlung mit Glucosamin- und Chondroitinsulfat zuzuwenden. Sie werden sich langsam darüber klar, daß Osteoarthrose vermeidbar ist und daß man sie sogar kurieren kann.

ES GIBT HOFFNUNG

Osteoarthrose ist also ein weitverbreitetes Übel, von dem die meisten Ärzte in den Vereinigten Staaten glauben, man könne ihm nicht entkommen, und man könne es nicht heilen. Zum

Glück irren sie sich. Die »Arthrose-Kur« hat dazu beigetragen, die osteoarthrotischen Schmerzen vieler Menschen auf der ganzen Welt zu lindern und ihnen wieder ein normales und produktives Leben zu ermöglichen.

KAPITEL 2

WENN GELENKE KRANK WERDEN

Wie funktioniert ein Gelenk?

◆

Woraus besteht Knorpel?

◆

Was geschieht, wenn Knorpel degeneriert?

◆

Kann beschädigter Knorpel ohne Operation oder ausgefallene und möglicherweise gefährliche Medikamente wieder geheilt werden?

Schultern, Knie, Ellenbogen, Hüften, Finger und mehr – der menschliche Körper hat 143 Gelenke, die teilweise als Scharniere, Hebel und Stoßdämpfer arbeiten. Sie machen es möglich, daß wir stehen, gehen, rennen, knien, springen, tanzen, klettern, sitzen, zufassen, stoßen, ziehen, Hände schütteln, uns am Kopf kratzen, essen und auch sonst die tausend Dinge, die unseren Tag ausmachen, vollbringen können. Ob es sich um ein großes Knie- oder ein kleines Zehengelenk handelt – alle bilden eine komplexe Einheit, die Bewegungen ermöglicht.

Diese mechanischen Wunderwerke halten die Knochen in einer Weise zusammen, daß sie koordinierte Bewegungsabläufe zulassen, während zugleich dafür gesorgt wird, daß sie sachte übereinandergleiten, ohne sich zu behindern oder aneinander zu reiben.

Zwei Gelenktypen

Alle Körpergelenke gehören zu einer von drei Kategorien: fixierte, schwach bewegliche oder überaus bewegliche Gelenke. Die unterschiedlichen Gelenke gestatten es, das Äußerste an Balance zwischen Stabilität und Beweglichkeit zu erreichen.

Schwach bewegliche Gelenke halten Knochen zusammen, die sich in bezug auf den Nachbarn nur wenig bewegen können. Zu ihnen gehören zum Beispiel die Iliosakral-Gelenke, die den unteren Teil des Rückgrats mit dem Becken verbinden (also den Ober- mit dem Unterkörper). Sie werden Amphiarthosen genannt und sind nur gelegentlich von Osteoarthrose befallen.

Die Gelenke mit der größten Beweglichkeit sind am häufigsten osteoarthrotisch verändert. Diese Gelenke werden auch Diarthrosen genannt. Von ihnen gibt es viele verschiedene Formen. Die Ellenbogen sind beispielsweise *Scharniergelenke*. Sie ermöglichen es, die Unterarme bis zu den Oberarmen anzubeugen – ähnlich einer auf- und zuschwingenden Tür. Das *Nußgelenk* (Enarthrose), das den Oberschenkel mit dem Becken verbindet, erlaubt einen weit größeren Bewegungsspielraum als die Scharniergelenke. Sie können Ihre Beine vor- und zurückbewegen, nach links und nach rechts, ja selbst im Halbkreis. Dann gibt es *Sattelgelenke,* wie sie zum Beispiel die Knochen an der Basis der Daumen verbinden, *Eigelenke* in den Handwurzeln und andere mehr.

Sehr bewegliche Gelenke gibt es in vielen verschiedenen Größen und Formen. Sie dienen alle ähnlichen Zwecken und sind ähnlich strukturiert: Sie halten die Knochen dicht beisammen und gestatten ihnen zugleich, reibungslos zu funktionieren. In ihrer, wenn auch komplizierten Struktur gleichen sie sich jeweils, ob es sich nun um Scharnier-, Kugel- oder Sattelgelenke oder irgendeine andere Form handelt.

Gelenke bestehen aus:
▶ *Gelenkkapsel* – eine widerstandsfähige äußere (fibrosa) und innere (synovialis) Membran. Sie umschließt das Gelenk, ver-

bindet einen benachbarten Knochen mit dem anderen und stabilisiert die beiden.
- *Membrana synovialis* – die innere Membran der Gelenkkapsel, die *Synovia* (Gelenkschmiere) absondert. Sie schmiert und nährt den Knorpel.
- *Knorpel* – er bedeckt die Enden der Knochen und fungiert als Stoßdämpfer. Er hat eine glitschige Oberfläche, so daß die Knochenenden während einer Bewegung mühelos aneinander vorbeigleiten können.
- *Bänder* – (Ligamente) Verbindungen von Knochen zu Knochen, die das Gelenk stabilisieren.
- *Sehnen* – sie verbinden die Muskeln mit den Knochen, ermöglichen Bewegungen und stabilisieren zusätzlich das Gelenk.
- *Muskeln* – sie ziehen sich zusammen und liefern so die Energie für die Bewegungen. Sie fangen Stöße im Umkreis eines Gelenks ab.
- *Schleimbeutel* – (Bursa synovialis) kleine, mit Flüssigkeit gefüllte, druckelastische Polster fangen Erschütterungen auf und schützen Bänder und Sehnen.

DER GELENKKNORPEL – GENAUER BETRACHTET

In erster Linie befassen wir uns mit dem Gelenkknorpel. Es gibt viele Arten von Knorpel, die im Körper viele verschiedene Funktionen erfüllen. Der Knorpel des Gelenks ist *artikularer* Knorpel. Es handelt sich geradezu um eine »magische« Substanz, die vorhanden und gesund sein muß, damit sich Gelenke schmerzfrei bewegen können. Es lohnt sich also, sie im Detail zu betrachten.

Um eine Idee davon zu bekommen, was das Knorpelgewebe bewirkt, stellen Sie sich einmal vor, Sie rieben zwei völlig flache, glatte, leicht benäßte Eiswürfel aneinander. Sie gleiten schnell und mühelos übereinander hinweg, verhaken sich nicht und werden nicht langsamer. Nun stellen Sie sich eine Oberfläche vor, die zwischen fünf- und achtmal *glitschiger* ist als Eis. Dann haben Sie Ihren Knorpel, das Material an den Enden Ihrer Knochen, durch das es möglich ist, daß die Knochen leicht übereinandergleiten. Tatsächlich hat keine von Menschenhand gefertigte Substanz auch nur annähernd die Glätte und die stoßdämpfenden Eigenschaften eines gesunden Knorpelgewebes.

Wie vieles im Körper ist auch Knorpel im wesentlichen eine wäßrige Substanz – er enthält 65 bis 80 Prozent Wasser. Der Rest besteht aus *Kollagen* und *Proteoglycanen,* Substanzen, die dem Knorpelgewebe seine erstaunliche Elastizität und stoßdämpfende Wirkung verleihen. Wasser, Kollagen und Proteoglycane formen gemeinsam die *Knorpelmatrix,* den »Geburtsort« des Knorpels.

Kollagen, ein für seine Vielseitigkeit bekanntes Protein, findet sich in verschiedenen Teilen des Körpers, je nach Funktion in unterschiedlichen Formen. Als kräftige Stränge bildet es die Sehnen, als dünne Platten die Haut, als durchsichtige Membranen die Hornhaut und als starke, widerstandsfähige Struktur bildet es die Knochen. Kollagen stellt einen lebenswichtigen Bestandteil des Knorpels dar, der ihn elastisch macht und ihn stoßdämpfend wirken läßt. Kollagen formt auch so etwas wie ein Gerüst, um die Proteoglycane an Ort und Stelle zu halten. In gewisser Weise ist Kollagen der »Leim«, der die Knorpelmatrix zusammenhält.

Proteoglycane sind riesige Moleküle, die aus Proteinen und Polysacchariden bestehen. Sie sehen ein bißchen wie runde Flaschenbürsten aus. Sie umgeben und durchsetzen die Kollagenfasern und bilden ein dichtes Netz innerhalb des Knorpels. Proteoglycane sorgen für die Elastizität und Spannkraft des Knorpels, so daß er sich dehnen und wieder zurückschnellen kann, wenn wir uns bewegen. Zudem haben sie Eigenschaften wie ein Schwamm: Wenn Sie einen Schwamm ins Wasser halten und ausdrücken, fließt das Wasser aus ihm heraus und kehrt gleich wieder in ihn zurück, sobald der Druck der Hand nachläßt. Dank der durstigen und elastischen Proteoglycane reagiert Ihr Knorpel wie dieser Schwamm: Er nimmt Wasser auf, sobald der Druck im Gelenk nachläßt, und preßt es wieder heraus, wenn sich der Druck verstärkt. Dies erlaubt dem Knorpel, auf unsere Bewegungen zu reagieren und stoßdämpfend zu wirken, ohne unter der Beanspruchung zu zerbrechen, wie es bei starrem Material wäre.

(»Gesunde Proteoglycane sehen wir frische Weihnachtstannen aus; bei Osteoarthrose sind sie so struppig wie weggeworfene Christbäume im Februar.« *Harvard Health Letter 1992*)

Zusätzlich zum Kollagen und zu den Proteoglycanen gibt es spezielle Zellen, Chondrozyten, die innerhalb der Knorpelmatrix verteilt sind. Chondrozyten sind sozusagen Miniaturfabriken, die neues Kollagen und neue Proteoglycan-Moleküle produzieren und dafür sorgen, daß diese lebenswichtigen Substanzen immer ausreichend vorhanden sind. Aber da schließlich alles altert und schwächer wird, setzen die Chondrozyten auch Enzyme frei, die die alternden Kollagene und Proteoglycane, deren Zeit verstrichen ist, »zerkauen« und beseitigen.

WENN KÖRPERLICHER STRESS DEN KNORPEL SCHÄDIGT

Die vier Elemente einer gesunden Knorpelmasse – Kollagen, Proteoglycane, Chondrozyten und Wasser – wirken zusammen und garantieren eine reibungslose, schmerzfreie Bewegung. Doch leider kann vielerlei diese sorgfältig konstruierte Teamarbeit stören und Krankheit und Schmerzen verursachen. Wir wissen nicht genau, was primäre Osteoarthrose hervorruft, aber wir wissen, daß sekundäre Osteoarthrose häufig durch eine Verletzung entsteht. Es kann sich um eine plötzliche und heftige Verletzung handeln, wie zum Beispiel einen Schlag auf die Hüfte während eines Fußballspiels, oder aber um eine langsame und allmähliche, die sich aus Hunderten oder Tausenden winziger Verletzungen zusammensetzt. Auch Korpulenz kann Gelenke zerstören, weil sie sie auf Dauer übermäßig belastet.

Aber es kann sich auch einfach um eine ungünstige körperliche Beschaffenheit handeln. Was immer der Grund ist – die einstmals gesunde Knorpelmasse kann anfangen, sich aufzulösen.

Die Oberfläche eines geschädigten Knorpels kann zerklüftet und pockennarbig und schließlich ganz verschlissen sein und Löcher haben wie ein mottenzerfressener Pullover. Ohne gesundes Knorpelgewebe, das die Knochen abpolstert, reiben sich die Knochen aber aneinander. Das verursacht erhebliche Schmerzen. Der Knorpel kann auch kleine Risse bekommen. Darauf reagiert der Körper im allgemeinen, indem er weiteren Knorpel bildet, um die Risse aufzufüllen. Aber die neugebildete Masse ist oft minderwertig und nicht in der Lage, die Knochenenden gegen Stöße abzupolstern. Daraus resultiert, daß sich die Enden dieser Knochen verändern. Sie verlieren einen Teil ihrer Fähigkeit, sich dem Druck zu »beugen« und als Stoßdämpfer zu fungieren. In dem Versuch, das Problem zu lösen, produziert mancher Körper übermäßig viel Knochenmaterial. Das hingegen kann die Oberflächen im Gelenk uneben machen.

Ob nun der Knorpel oder der Knochen beschädigt ist – das Ergebnis ist in jedem Fall Ärger. Schadhafter, unebener Knorpel ist wie ein zerschlissener alter Teppich, und ein Knochen mit Wucherungen gleicht einem mit scharfen Steinbrocken übersäten Boden. Weil das Gelenk keine glatten Konturen mehr hat, wird eine flüssige, schmerzfreie Bewegung unmöglich.

Im Verlauf der Gelenkveränderung entzündet sich häufig die Gelenkinnenhaut (Synovialis). Sie hat viele Nervenenden und Schmerzrezeptoren, also sendet eine Entzündung ihre entsprechenden Botschaften zum Gehirn. Die Gelenkinnenhaut versucht der Entzündung zu begegnen, indem sie mehr und mehr Gelenkflüssigkeit produziert, diese glitschige, wäßrige Substanz, die den Knorpel schmiert und nährt. Das klingt nach einer ausgezeichneten Idee, aber das Übermaß an Flüssigkeit überflutet sozusagen den Gelenkraum: Das Gelenk schwillt an, was unter Umständen weitere Schmerzen verursacht. Auch die Gelenkinnenhaut selbst kann anschwellen und eine eiterartige Masse ausscheiden.

Dieses spielt sich also in dem erkrankten Gelenk ab. Aber alles, was *Sie* wahrnehmen ist, daß Ihr Knie teuflisch schmerzt, daß es geschwollen ist, daß Sie es kaum beugen können und Sie es nicht belasten mögen. Und all das nahm seinen Anfang durch irgendein bestimmtes Ereignis.

THEORIEN BEZÜGLICH DER PRIMÄREN OSTEOARTHROSE

Körperliche Belastung ist einer der Gründe für sekundäre Osteoarthrose. Doch um die genaue Ursache für die primäre Form herauszufinden, bedarf es noch wissenschaftlicher Untersuchungen. Man hat mehrere Theorien entwickelt, um die Entstehung dieses schmerzhaften Problems zu erklären.

1. *Es kann Veränderungen in der Knorpelmatrix geben.* Die Chondrozyten erhalten die normale Mischung aus Kollagen, Proteoglycanen und Wasser, die diese Keimschicht bildet. Aus unbekannten Gründen gerät dieses »Rezept« durcheinander, die Proportionen ändern sich. Der Körper versucht, das Problem zu korrigieren, indem er neue Chondrozyten bildet, die ihrerseits große Mengen an Kollagen und Proteoglycanen produzieren. Leider bildet sich aber auch im Übermaß Flüssigkeit, welche die neu produzierten Moleküle – und möglicherweise auch ältere – »wegspült«, so daß noch weniger von ihnen übrigbleiben als vorher.
2. *Ein unbekanntes Enzym im Knorpel könnte außer Kontrolle geraten.* Chondrozyten produzieren Kollagen und Proteoglycane, also versucht der Körper vielleicht, Knorpelprobleme durch die Herstellung von mehr Chondrozyten zu korrigieren. Aber die Chondrozyten beschränken sich nicht darauf, knorpelaufbauende Stoffe zu produzieren – sie bringen auch Enzyme hervor, die altes Kollagen und alte Proteoglycane zersetzen. Zusätzliche Chondrozyten bedeuten mehr »knorpelaufbauende« Substanzen *und* zugleich mehr »knorpelzerstörende« Enzyme. Das Resultat kann genau das Gegenteil

dessen sein, was beabsichtigt war – nämlich, daß mehr Knorpelmasse zerstört als geschaffen wird. Wenn ein Gelenk mit diesen knorpelzerstörenden Enzymen überschwemmt wird, werden die Kollagenfasern im Knorpel kleiner, und das dichte Geflecht, das sie bilden, erschlafft. Die Proteoglycane, die normalerweise durch das Kollagen an Ort und Stelle gehalten werden, treiben weg und verschwinden. Ohne ausreichend Proteoglycane, die Wasser anziehen und bewahren, trocknet der Knorpel aber aus und wird für Risse und Sprünge anfällig. Normalerweise gleicht die Menge knorpelfördernder Enzyme die Menge knorpelzerstörender Enzyme aus, welche die Chondrozyten produzieren. Wenn das Gleichgewicht gestört ist oder wenn zu viele zerstörerische Enzyme gebildet werden, kann das Ergebnis katastrophal sein.

3. *Eine Verletzung des subchondralen Knochens kann die Erkrankung auslösen.* Der Teil des Knochens, der sich unmittelbar unter dem Knorpel befindet, kann durch eine Verletzung oder durch wiederholte Überbelastung des Gelenks geschädigt werden. Das kann zu einem Kreislauf von Knochenwucherung und Gelenkschaden führen.

4. *Es kann eine Knochenerkrankung vorliegen.* Wenn der Knochen nicht ausreichend mit Blut versorgt wird, schwächt ihn das und kann zu kleinen Brüchen führen oder sogar dazu, daß der Knochen ganz oder teilweise abstirbt (Osteonekrose). Alkoholismus, eine Infektion oder eine akute Verletzung können daran schuld sein.

5. *Eine Leberfunktionsstörung.* Die Leber bildet viele Hormone, Wachstumsfaktoren und Substanzen, die die Bildung des Knorpels fördern. Wenn ihre Funktion gestört ist, kann das zu Knochenwucherungen und Knorpelzerstörung führen.

Was auch immer die Ursache sein mag – alle Menschen, die an Arthrose leiden, scheinen das gleiche wissen zu wollen: Kann der Schaden behoben werden? Gibt es eine Möglichkeit, die Oberfläche des Knorpels wieder glatt und glitschig zu machen? Ist es möglich, schon vor längerer Zeit zerstörten Knorpel wiederherzustellen und zu heilen? Würde das die Schmerzen, die

Entzündung und die Knochenwucherungen beseitigen? Kann es die Osteoarthrose *heilen?*

Wir glauben, daß die Antwort auf all diese Fragen ein nachdrückliches Ja ist! Die Grundlage dafür ist die Arthrosebehandlung, die von der Theorie des »Knorpelschutzes« ausgeht und auf der Bewahrung der Knorpelzellen basiert. Es ist möglich, die Zerstörung des Knorpels durch Osteoarthrose zu stoppen; zumindest läßt sich aber ein Teil der verlorenen Masse und die Balance der Matrix wiederherstellen und die Gelenkfunktion verbessern. Wir *können* für Gesundheit und Gleichgewicht in der Knorpelmatrix sorgen, ohne auf komplizierte chirurgische Methoden oder neue Arzneimittel zu warten, die noch perfektioniert werden müssen. Zusammen mit dem Rest unseres Programms *können* wir oft die Schmerzen und Behinderungen durch Osteoarthrose reduzieren oder beseitigen – und das mit zwei simplen Substanzen: Glucosamin- und Chondroitinsulfat.

KAPITEL 3

NEUE HOFFNUNG, OSTEOARTHROSE ZU BESIEGEN

Was ist Glucosamin? Wie wirkt es?

◆

Was ist Chondroitinsulfat? Wie wirkt es?

◆

Weshalb werden Glucosamin und Chondroitin gemeinsam angewandt?

◆

Wie werden Glucosamin und Chondroitin wissenschaftlich beurteilt?

◆

Gibt es noch andere Substanzen, die gemeinsam mit Glucosamin und Chondroitin angewandt werden?

◆

Weshalb hat es so lange gedauert, bis Glucosamin und Chondroitin in den USA angewandt wurden?

◆

Braucht man ein Rezept für Glucosamin und Chondroitin? Wo kann man beides bekommen?

Der schlanke, gut durchtrainierte zweiundvierzigjährige Brett Jacobs war ein fanatischer Amateursportler. Obwohl er als Vizepräsident in der Werbeabteilung einer großen Spielzeugfirma hart arbeitete, joggte er mehrmals in der Woche, spielte am Donnerstagabend Basketball und an den Wochenenden zusammen mit dem Firmenteam Softball.

Und dann fing eines Tages sein rechtes Knie an, weh zu tun. Es war ein dumpfer, quälender Schmerz in der Innenseite, der anscheinend ohne Grund auftrat und dann wieder verging. Zuerst trat dieser Schmerz nur auf, wenn Brett joggte oder auf dem Baseballplatz umherrannte, aber bald spürte er ihn auch, während er still dastand, an seinem Schreibtisch saß und schließlich auch, wenn er sich zum Schlafen niedergelegt hatte. Es gab keinen erkennbaren Anlaß für den Schmerz, er wurde nur stetig schlimmer.

Zum Glück war er in einer guten Krankenversicherung und die besten Orthopäden, Neurologen, Rheumatologen, Internisten, Chiropraktiker, Akupunkteure und andere Spezialisten untersuchten ihn. Aber diese erschöpfenden Untersuchungen ergaben keinerlei Hinweise auf Defekte in seinem Knie oder sonst irgendwo in seinem Körper. Er nahm verschiedene Schmerzmittel ein, unterzog sich physikalischer Therapie und erhielt sogar eine Cortison-Injektion. Frustriert ließ er schließlich sein Gelenk operieren. Man fand, daß der Knorpel am Ende seines Oberschenkelknochens (Femur) abgebaut war. Der Arzt erklärte, chirurgisch könne man da nichts unternehmen, zumal Bretts Knorpel noch nicht komplett »durchgescheuert« war. Sinngemäß riet er Brett, es mit dem nötigen Galgenhumor zu ertragen. Aber der Schmerz wurde kontinuierlich schlimmer, und innerhalb eines Jahres hatte Brett sowohl Joggen als auch Basket- und Softball aufgeben müssen. Und mit Sicherheit büßte er auch einen guten Teil seines Galgenhumors ein.

Knapp zwei Jahre nach dem ersten milden Schmerz war Brett gezwungen, den größten Teil des Tages in einem Stuhl zu sitzen. Er stand nur dann auf und ging, wenn es absolut unvermeidlich war. Zum Glück gestattete ihm sein Beruf, sich vorwiegend am Schreibtisch aufzuhalten. Wenn seine Freunde ihn fragten, ob er wohl jemals wieder mit ihnen Sport treiben könne, seufzte er schwer und antwortete: »Nein, ich habe meine Rennschuhe an den Nagel gehängt. Mein altes Leben als aktiver Sportler ist vorbei, ich bin jetzt ein Goldmedaillen-Stuhlhocker. Aber das Gute daran ist, daß ich angesichts all des Aspirins, das ich einnehme, nie mehr Kopfweh bekommen kann.«

Deprimiert hatte Brett alle Hoffnung aufgegeben, jemals wieder ohne Schmerzen gehen zu können. Dann hörte er anläßlich einer Radiosendung über Gesundheit und Ernährung von Glucosamin und Chondroitin. Beides wurde nur kurz erwähnt, aber er beschloß, es doch einmal damit zu versuchen. Zwei Wochen, nachdem er angefangen hatte, Glucosamin- und Chondroitinsulfat einzunehmen, erklärte er: »Ich habe aufgehört, Aspirin zu schlucken, nur um zu sehen, was passiert. Und ich war überrascht, als ich merkte, daß mein Knie trotzdem nicht mehr sonderlich weh tat. Also begann ich, aufzustehen und umherzugehen, wenn auch nur ein bißchen. Glucosamin und Chondroitin nahm ich weiter ein. Ein paar Wochen später wanderte ich einmal um den Häuserblock – ich wollte sehen, was passieren würde. Es war phantastisch – keine Schmerzen! Ich steigerte meine Aktivitäten jede Woche ein bißchen. In der einen Woche ging ich jeden Tag zehn Minuten, in der nächsten fünfzehn, dann zwanzig Minuten. Danach fügte ich dem Training noch Radfahren im Club zu, in der ersten Woche fünf Minuten lang, in der nächsten zehn und so weiter. Langsam steigerte ich all diese Übungen, bis ich tatsächlich wieder zu joggen begann. Zuerst nur eine Meile – aber ich schaffte es tatsächlich! Dann begann ich, wieder ein bißchen Softball zu spielen, danach ein bißchen Basketball, und steigerte auch das alles immer eine Spur. Und jetzt mache ich so ziemlich wieder jeden Sport, den ich früher betrieben habe.«

Sechs Monate nachdem er begonnen hatte, Glucosamin- und Chondroitinsulfat zu nehmen, schnürte Brett wieder seine Joggingschuhe zu und spielte am Wochenende Softball mit seinen Freunden. »Zu neunzig Prozent bin ich schon wieder der Alte«, sagt er jetzt – ohne Galgenhumor. »Und hoffentlich auch bald hundertprozentig.«

Patienten sind nicht die einzigen, die von den beiden Mitteln schwärmen. Ärzte in Europa und Asien haben seit Jahren erfolgreich Glucosamin- und Chondroitinsulfat angewandt, um Osteoarthrose zu behandeln. Glücklicherweise haben allmählich auch die Ärzte in den Vereinigten Staaten diese Stoffe zur Kenntnis genommen und verschreiben sie ihren Patienten – mit ausgezeichneten Resultaten.

Stellen Sie sich einmal vor

Gesunde Knorpelmasse braucht dreierlei: Wasser als Schmiermittel und zur Ernährung und um verbrauchte Stoffwechselprodukte abzutransportieren, Proteoglycane, um das Wasser anzusaugen und zu speichern, und Kollagen, um die Proteoglycane an Ort und Stelle zu halten.

Stellen Sie sich ein dichtes Netzwerk vor, geflochten aus zahllosen Strängen, die entweder von oben nach unten oder von einer Seite zur anderen verlaufen. Gesunder Knorpel hat eine ähnliche Struktur. Seine »Stränge« bestehen aus zähen, fadenartigen Kollagenfasern, die rechtwinklig, also kreuz und quer zueinander verlaufen und das in vier Schichten übereinander.

Proteoglycane verankern sich fest in den Zwischenräumen des »Netzwerks«, indem sie die Kollagenfasern umhüllen und fest umschließen. Proteoglycane sind für gesunden Knorpel absolut unerläßlich, denn sie nehmen Wasser auf und bewahren es in einer Menge, die dreimal ihr eigenes Gewicht übersteigt. Aber wenn das Knorpelgewebe geschädigt ist oder die knorpelzersetzenden Enzyme verrückt spielen, schwächt das das »Netzwerk«. Wenn es seine Form verändert und sich die einzelnen »Fäden« übermäßig »dehnen«, verlieren die Proteoglycane ihren Halt und verflüchtigen sich.

Ohne die wasseranziehenden Moleküle an Ort und Stelle büßt der Knorpel seine stoßdämpfende Wirkung weitgehend ein und wird anfällig für Risse, Spalten und möglicherweise sogar völligen Verschleiß.

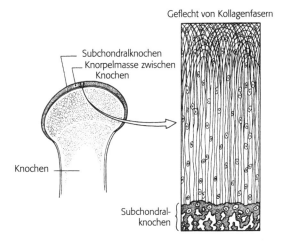

Zusammensetzung und Struktur des Knorpels

BILDUNG DES »WASSERRESERVOIRS«

Welche Rolle spielt Glucosamin bei gesundem Knorpel? Glucosamin ist ein wesentlicher Baustein der wasserspeichernden Proteoglycane. Vor allem wird Glucosamin gebraucht, um die *Glucosaminoglycane* (GAGs) zu bilden, Proteine, die Wasser im Knorpelgewebe binden. Abgesehen davon, daß Glucosamin das Rohmaterial für die Synthese von Proteoglycanen und GAGs liefert, wirkt es schon allein dadurch, daß es die Zellen stimuliert, die diese Stoffe produzieren. Man hat herausgefunden, daß Glucosamin der Schlüsselfaktor ist, wenn es um die Frage geht: Wieviel Proteoglycane produzieren die Chondrozyten? Wenn viel Glucosamin vorhanden ist, werden viele Proteoglycane produziert. Dadurch befindet sich viel Wasser an den maßgeblichen Stellen. Wenn aber nur wenig Glucosamin zur Verfügung steht, entstehen weniger Proteoglycane, und es ist nur wenig Wasser an diesen Stellen. Es hat sich auch erwiesen, daß Glucosamin die Chondrozyten anspornt, mehr Kollagen und Proteoglycane zu produzieren. Außerdem normalisiert es den Stoffwechsel des Knorpels und trägt so dazu bei, daß er weniger anfällig für Verschleiß ist.

Da Glucosamin die Produktion dieser Schlüsselelemente des Knorpelgewebes auslöst und sie dann schützt, *kann es tatsächlich dem Körper helfen, beschädigten oder verschlissenen Knorpel zu ersetzen.* Mit anderen Worten: Glucosamin stärkt die natürlichen Heilungsmechanismen Ihres Körpers.

Mehrere Studien haben ergeben, daß Glucosamin die Knorpelproduktion anregt und außerdem dazu beiträgt, Schmerzen zu reduzieren und die durch Osteoarthrose eingeschränkte Gelenkfunktion zu verbessern. Dabei scheint es keine Rolle zu spielen, ob das Glucosamin vom Körper produziert oder als Arzneimittel eingenommen wird. Glucosamin als Arzneimittel wirkt genau so wie das Glucosamin, das wir in sehr geringer Menge mit der Nahrung aufnehmen und das sich in unserem Knorpelgewebe befindet. Woher es stammt, scheint unwesentlich zu sein. Es muß nur *vorhanden* sein. (Glucosamin wirkt im übrigen auch dann noch weiter, wenn die Behandlung abgebrochen wird.)

In den Vereinigten Staaten ist Glucosamin rezeptfrei in vier Formen erhältlich: als Glucosamin-Hydrochlorid, Glucosamin-Hydrojodid, N-Acetyl-Glucosamin und als Glucosamin-Sulfat. In Europa wird vornehmlich *Glucosaminsulfat* angewandt. Es wird als Medikament verkauft, und sein Vertrieb ist gesetzlich geregelt. Trotzdem sind andere Formen wahrscheinlich ebenso wirkungsvoll. Menschen mit Schilddrüsenproblemen sollten das Hydrojodid meiden, weil es eben Jod enthält.

BEWEIS IST DIE SCHMERZFREIHEIT

Eigentlich sollte Glucosamin ein wirkungsvolles Mittel gegen Osteoarthrose sein. Doch Theorie und Praxis stimmen nicht immer überein. Aus diesem Grund müssen Theorien immer wieder wissenschaftlich überprüft werden. Werfen wir einmal einen Blick auf diese Untersuchungen – dann erkennen Sie, weshalb Glucosamin mit Auszeichnung bestanden hat.

▶ Eine frühe Untersuchung in Mailand erfaßte 80 Personen, die alle an schwerer und eindeutig diagnostizierter Osteoarthrose litten. Während dieses dreißig Tage dauernden »Doppelblindversuchs« bekamen die Teilnehmer entweder 1,5 Gramm Glucosaminsulfat oder ein Plazebo (eine »Zuckerpille« ohne pharmakologische Wirkung). Weder die Patienten noch die Assistenten, die die Pillen verabreichten, wußten, welches das echte Mittel war und welches das Plazebo. Eine solche Versuchsanordnung nennt man »Doppelblindversuch«. Er wird durchgeführt, um Täuschungen jeder Art zu vermeiden.

Jede Woche prüften die Wissenschaftler bei den Patienten exakt die Schmerzen, die Empfindlichkeit und die Schwellung der Gelenke, ebenso die Einschränkung der aktiven und passiven Bewegungsfähigkeit. Die Resultate waren ebenso positiv wie aufregend:

▶ Bei der mit Glucosamin behandelten Gruppe von Patienten waren die Allgemeinsymptome öfter verringert als bei denen, die ein Plazebo erhalten hatten (73 % gegenüber 41 %).

▶ Bei der mit Glucosamin behandelten Gruppe dauerte es lediglich 20 Tage, um die Belastung durch Symptome zu halbieren, verglichen mit 36 Tagen bei denen, die das Plazebo erhalten hatten.

▶ 20 % der Patineten, die mit Glucosamin behandelt wurden, wurden *komplett symptomfrei* – verglichen mit *null* Prozent der 40 Patienten, die das Plazebo bekommen hatten!

Diese eindrucksvollen Resultate sind hier zusammengefaßt:

	Glucosamin-Gruppe	Plazebo-Gruppe
Keine Schmerzempfindlichkeit mehr	10 von 40	0 von 40
Keine Einschränkung in aktiven und passiven Bewegungen mehr	9 von 40	0 von 40
Keine Allgemeinsymptome mehr	8 von 40	0 von 40

Als die an der Studie teilnehmenden Ärzte gefragt wurden, wie sie die Ergebnisse einschätzten, berichteten sie, daß 29 von 40 Glucosamin-Patienten »ausgezeichnete« oder »gute« Resultate erzielt hätten, während es im Vergleich mit der Gruppe der Plazebo-Empfänger lediglich 17 von 40 gewesen seien. Mehr noch: Als die Knorpelproben der mit Glucosamin behandelten Patienten unter einem Elektronenmikroskop untersucht wurden, glichen sie verblüffend gesunder Knorpelmasse. Proben der Plazebo-Gruppe wiesen hingegen typische Merkmale der Osteoarthrose auf. Mit anderen Worten: Ihre Knorpel sahen »krank« aus. Die Wissenschaftler schlossen daraus, daß Glucosaminsulfat *geschädigte Knorpelmasse wieder aufbaut* und in den meisten Fällen die Gelenkfunktionen bei Osteoarthrose-Patienten wiederherstellt.

◆ Dies ist nur ein Teil der erregenden Erkenntnisse über Glucosamin. Ein früherer Doppelblindversuch mit 20 an Kniegelenk-Osteoarthrose erkrankten Patienten wurde auf den Philippinen durchgeführt. Zehn Patienten bekamen dreimal pro Tag 500 mg Glucosamin, während die anderen dreimal am Tag Plazebos erhielten. Innerhalb von sechs bis acht Wochen waren bei der Glucosamin-Gruppe im Vergleich zur Plazebo-Gruppe die Schmerzen ebenso deutlich verringert wie die Gelenkempfindlichkeit und die Schwellungen. Rund 80 bis 100 Prozent der Patienten, die Glucosamin genommen hatten, machten gesundheitliche Fortschritte, während es bei der Plazebo-Gruppe nur 20 bis 40 Prozent waren. Und es wurden keinerlei Nebenwirkungen festgestellt.

Hier die endgültigen Resultate, mit einer Bewertung von 0 bis 4, wobei 4 die schlechteste Bewertung ist:

Symptom	Glucosamin-Gruppe	Plazebo-Gruppe
Schmerzen	1.25	2.30
Gelenkempfindlichkeit	1.21	2.20
Gelenkschwellung	1.25	2.20

◆ Wie Sie sehen, rangiert die Glucosamin-Gruppe in allen drei Kategorien niedriger, die Bewertung ist erheblich besser. Nicht nur das! Bei dem Durchschnitt der Glucosamin-Patienten zeigte sich innerhalb von rund vierzehn Tagen eine klinische Besserung – im Verhältnis zu den Plazebo-Patienten, die über 40 Tage dazu brauchten. Die an der Studie teilnehmenden Ärzte waren so beeindruckt von den Resultaten, daß sie zu dem Schluß kamen, Glucosaminsulfat sei die erste Wahl bei der medikamentösen Behandlung von Osteoarthrose-Patienten.

Bei einer Studie im Department of Orthopedic Surgery an der Mahidol Universität in Bangkok, Thailand, wurde ebenfalls die Wirkung von Glucosaminsulfat-Injektionen im Vergleich zu Plazebo bei Patienten mit Kniegelenk-Osteoarthrose untersucht. Sechzig Patienten nahmen an dem Versuch teil, 30 erhielten Glucosaminsulfat-Injektionen, und 30 Plazebo-Injektionen mit Kochsalzlösung. Die aktive Phase des Versuchs dauerte fünf Wochen, danach folgten vier Wochen der Beobachtung. Wieder waren die Resultate eindrucksvoll: Dreizehn Personen aus der Glucosamin-Gruppe, aber nur zwei aus der Plazebo-Gruppe waren völlig schmerzfrei. Und auf einer Skala zwischen 1 und 10 (10 = am schlechtesten), mit der die Schmerzen bewertet werden sollten, gaben die Glucosamin-Patienten als durchschnittlichen Wert 1.14 und die Plazebo-Patienten 6.71.

Nicht nur die Bewertung der Schmerzen insgesamt war in der Glucosamin-Gruppe günstiger, auch die der individuellen Symptome. Die Gelenkempfindlichkeit, Schmerzen beim Stehen, Schmerzen beim Gehen und spontane Schmerzen wurden mit einer Skala von 0 bis 3 bewertet (3 = am schlechtesten). Wie Sie sehen, kam die Glucosamin-Gruppe weit besser weg.

Symptom	Glucosamin-Gruppe	Plazebo-Gruppe
Gelenkempfindlichkeit	0.29	1.71
Schmerzen beim Stehen	0.36	1.36
Schmerzen beim Gehen	0.50	1.89
Spontane Schmerzen	0.18	1.61

◆ Untersuchungen in Venedig beschäftigten sich mit den Wirkungen von Glucosamin-Injektionen, gefolgt von geschlucktem

Glucosamin. Dreißig Patienten wurden aufs Geratewohl in zwei Gruppen eingeteilt. Die eine erhielt sieben Tage lang Glucosamin-Injektionen, gefolgt von zwei Wochen oraler Therapie mit 1,5 Gramm Glucosamin pro Tag. Die zweite Gruppe bekam sieben Tage lang Piperazin injiziert, einem italienischen Medikament gegen Arthrose, danach folgten zwei Wochen mit Plazebopillen. Weder die Patienten noch die Ärzte, die mit der Untersuchung betraut waren, wußten, was sie anwandten.

Der Umfang der Beschwerden dieser Patienten wurde in fünf Sparten unterteilt: Schmerzen im Ruhezustand, Schmerzen bei aktiver Bewegung, Schmerzen bei passiver Bewegung, Funktionseinschränkung und die Zeit, die für das Gehen einer bestimmten Distanz benötigt wurde. Die Resultate waren signifikant. Während der dreiwöchigen Behandlungsperiode fielen die Bewertungspunkte (in der Skala 1 bis 10) der Glucosamin-Patienten von 7,5 auf 1,5 – und 27% dieser Gruppe hatten überhaupt keine Symptome mehr (und erhielten eine 0 auf der Skala). In der Plazebo-Gruppe gab es keine derart signifikante Besserung.

Die einzelnen Resultate für Schmerzen im Ruhezustand, bei aktiver und passiver Bewegung und für Funktionseinschränkung der Gelenke wurden ebenfalls aufgrund einer Skala von 0 bis 3 bewertet, wobei drei für die schwersten Symptome stand. Wieder waren die Resultate eindrucksvoll:

Symptom	Glucosamin-Gruppe	Plazebo-Gruppe
Schmerzen im Ruhezustand	0.21	1.13
Schmerzen bei aktiver Bewegung	0.67	1.86
Schmerzen bei passiver Bewegung	0.20	1.07
Funktionseinschränkung	0.38	1.71

Die Glucosamin-Gruppe war auch schneller: Sie brauchte lediglich 29 Sekunden, um 20 Meter zu gehen, verglichen mit 50 Sekunden in der Plazebo-Gruppe.

Zusätzlich zu diesem Beweis, wie gut Glucosamin wirkt, zeigte die Studie auch, daß es sich um eine schonende Substanz handelt. Die meisten der beteiligten Patienten waren ernsthaft krank, litten an Störungen des Kreislaufs, der Leber- oder Lungenfunktion oder an Diabetes. Einige von ihnen nahmen bereits Antidepressiva und Antibiotika ein. Obwohl es sich also keineswegs um gesunde Personen handelte, vertrugen alle das Glucosamin gut. Das wurde als Zeichen gewertet, daß es eine unschädliche und milde Substanz ist.

Eine umfangreiche portugiesische Studie engagierte 252 Ärzte für den Versuch, nachzuweisen, wie wirkungsvoll Glucosamin bei der Behandlung von Osteoarthrose eingesetzt werden kann und wie gut die Patienten es vertragen. Insgesamt 1208 Patienten bekamen im Verlauf von 36 bis 64 Tagen (durchschnittlich 50 Tage) dreimal täglich eine Dosis Glucosamin (insgesamt 1,5 Gramm). Die Schmerzsymptome wurden in vier Kategorien eingeteilt: im Ruhezustand, beim Stehen, bei körperlichen Übungen und während begrenzter passiver und aktiver Bewegungen. Die Resultate dieser Studie heben die beeindruckende Wirkung von Glucosamin hervor:

▶ Während der Behandlungsperiode verbesserten sich die Schmerzsymptome ständig.
▶ *Für fünfundneunzig Prozent* der an der Studie beteiligten Patienten lag der klinische Befund zwischen »ausreichend« und »gut«.
▶ Glucosamin erwies sich als Medikament mit Langzeitwirkung, das noch sechs bis zwölf Wochen *nach* dem Ende der Behandlung wirkte.
▶ Sechsundachtzig Prozent der Patienten berichteten, sie hätten keinerlei Nebenwirkungen verspürt. (Das ist eine sehr positive Aussage, besser als bei irgendeiner anderen entsprechenden medikamentösen Behandlung.)
▶ Bei der geringen Zahl von Patienten, die Nebenwirkungen verspürten, waren leichte Störungen im Magen-Darm-Trakt die Hauptbeschwerden. Aber alle Nebenwirkungen verschwanden durchschnittlich innerhalb von 1 bis 3 Wochen.

Bei einer Bewertungsskala zwischen 1 und 10 (10 = am schlechtesten) wurden die Allgemeinsymptome nach der Glucosamin-Behandlung durchschnittlich von 8.7 auf 2.5 reduziert.

Zusätzlich dazu wurden die Symptome in spezifische Kategorien unterteilt. Hier ist die Bewertungsskala für beide Gruppen: Patienten ohne Schmerzen bekamen eine 0, die mit schwacher Empfindlichkeit bekamen eine 1, die mit erhöhter Empfindlichkeit eine 2, die mit starker Empfindlichkeit eine 3. Die durchschnittlichen Bewertungszahlen vor und nach der Behandlung zeigen deutlich die positive Wirkung von Glucosamin:

Symptom	Mit Glucosamin behandelte Gruppe	Gruppe vor der Behandlung
Schmerzen im Ruhezustand	0.3	1.5
Schmerzen beim Stehen	0.5	1.9
Schmerzen bei körperlichen Übungen	0.8	2.4

Auch die Mobilität der Patienten wurde auf einer Skala zwischen 0 und 3 bewertet: 0 = weniger als 10% Behinderung, 1 = 10 bis 25% Behinderung, 2 = 25 bis 50% Behinderung, 3 = mehr als 50% Behinderung. Wie Sie sehen, verhalf Glucosamin den Osteoarthrose-Patienten zu besserer Beweglichkeit.

	Mit Glucosamin behandelte Gruppe	Gruppe vor der Behandlung
Aktive Bewegungen	0.6	1.3
Passive Bewegungen	0.4	1.3

◆ Glucosamin hat also in einer Reihe von Studien seine positive Wirkung bewiesen. Aber wie verhält es sich im Vergleich zu den üblichen Schmerzmitteln? Wissenschaftler in Portugal stellten bei Patienten mit Kniegelenk-Osteoarthrose Versuche mit Glucosaminsulfat im Vergleich zu Ibuprofen an (z. B. Aktren, Brufen, Ibutad). In diesem Doppelblindversuch bekamen

40 Patienten täglich entweder 1,5 Gramm Glucosaminsulfat oder 1,2 Gramm Ibuprofen. (Das entspricht einer mittleren Tagesdosis der in Deutschland verschreibungspflichtigen Produkte mit 400 mg pro Tablette.) Sie erhielten diese Medikation über eine Periode von acht Wochen.

Während der beiden ersten Wochen ließen die Schmerzen in beiden Gruppen deutlich nach, in der Ibuprofen-Gruppe sogar schneller als in der Glucosamin-Gruppe. Aber nach den ersten zwei Wochen schien Ibuprofen einiges an Wirkung einzubüßen, die Schmerzlinderung nahm ab. Glucosamin behielt jedoch während der gesamten Behandlungszeit seine Wirkung bei. Am Ende dieser acht Wochen sah man einen dramatischen Unterschied in der Schmerzskala zwischen den Gruppen. Aufgrund der Bewertungspunkte zwischen 0 und 3 (3 = stärkste Schmerzen) stand die Glucosamin-Gruppe nur auf 0.8, verglichen mit der Ibuprofen-Gruppe mit 2.2. Zusätzlich wurde bei 20 Prozent der Patienten in der Glucosamin-Gruppe die Schwellung des Kniegelenks gestoppt, in der anderen Gruppe bei niemandem. Insgesamt erzielten 29 Prozent *mehr* Patienten der Glucosamin-Gruppe ein gutes Resultat.

◆ Glucosamin wurde auch von Wissenschaftlern in vier Versuchslabors (drei deutschen und einem italienischen) verglichen. Wieder erwies sich Glucosaminsulfat als Schmerzmittel ebenso wirkungsvoll wie Ibuprofen – aber als wesentlich besser verträglich. Von den 100 Patienten der Ibuprofen-Gruppe klagten 35 über erhebliche Nebenwirkungen während der Behandlung. Sieben brachen die Studie ab. Aber nur 60 der 100 Patienten der Glucosamin-Gruppe verspürten deutliche Nebenwirkungen, und nur einer brach die Behandlung ab.

◆ Schließlich wurde in Parma, Italien, eine Untersuchung mit 30 Patienten durchgeführt, in der die Wirkung von Glucosaminsulfat-Injektionen, gefolgt von der Einnahme von Glucosamin-Tabletten, mit einem Plazebo verglichen wurde. Während einer dreiwöchigen Periode erhielten 15 Patienten sowohl Injektionen wie auch Glucosamin-Tabletten, während weitere 15 ein Plazebo bekamen.

Bei der Gesamtheit der Symptome, gemessen auf einer Skala zwischen 1 bis 10 Punkten (10 = am schlechtesten) schnitt die Glucosamin-Gruppe mit 2.4 gegenüber der Plazebo-Gruppe mit 8.3 ab.

Auch die einzelnen Symptome wurden auf einer Skala zwischen 0 und 3 bewertet (3 = am schlechtesten). Die Resultate waren für die Glucosamin-Gruppe hervorragend – nämlich niedrig.

Symptom	Glucosamin-Gruppe	Plazebo-Gruppe
Schmerzen im Ruhezustand	0.33	1.80
Schmerzen bei aktiver Bewegung	0.73	2.20
Schmerzen bei passiver Bewegung	0.66	2.13
Funktionseinschränkung	0.66	2.06

Die praktischen Studien bestätigen also die Theorie, daß Glucosamin ein sicheres und wirkungsvolles Medikament gegen Osteoarthrose ist. Indem es dem Körper hilft, die zerschlissene Knorpelmasse wiederherzustellen, trägt es dazu bei, die Schmerzen zu stillen, die Schwellung zu verringern und die Empfindlichkeit zu mildern. Und das alles mit minimalen oder ohne Nebenwirkungen.

Die Vorteile von Glucosamin kommen jedoch nicht nur denjenigen zugute, die das Glück haben, an Universitätsstudien teilzunehmen. Viele Menschen sind begeistert über die Erleichterung, die ihnen dieses Mittel gebracht hat. Die zweiundsechzigjährige Edna Taylor war eine sehr aktive Person. Nach ihrer vormittäglichen freiwilligen Teilzeitarbeit in der Kirche pflegte die muntere Frau ihren großen Garten und ging spazieren. Als sie eines Abends in ihren Wagen stieg, spürte sie einen leichten »Stich« in der rechten Hüfte. »Es war gar nichts«, erklärte sie später. »So als ob mich jemand ein bißchen gezwickt hätte.«

Eine Woche später fühlte sich der »leichte Stich« schon mehr wie der Zugriff eines Schraubstocks an und betraf ihre gesamte rechte Hüfte und den Oberschenkel. »Wenn ich ging oder auch nur das Bein bewegte, hatte ich das Gefühl, als ob jemand dort mit einem Hammer dagegenschlüge! Ich konnte nichts mehr tun – keine Gartenarbeit, kein Spaziergang. Allein vom Stuhl aufzustehen, um ins Badezimmer zu gehen, war eine Tortur. Ich war richtig wütend. Wieso bekam ich so etwas? Und warum konnten die Ärzte nichts dagegen tun?«

Nicht nur, daß sie Schmerzen an der Stelle hatte, sie litt auch unter Kopfweh, sah verschwommen und hatte Leberprobleme, alles Nebenwirkungen der verschiedenen, ihr von den Ärzten verschriebenen Medikamente. »Das Dasein hat mir einmal Spaß gemacht«, sagte sie niedergeschlagen. »Jetzt ist es die reine Hölle.«

Zum Glück besserte sich der Zustand, als Edna begann, Glucosamin zu nehmen. »In der ersten Woche merkte ich gar nichts. Ich dachte schon, es nütze auch nichts und beschloß, am Ende des neunten Tages damit aufzuhören. Aber als ich am zehnten Tag aufwachte, fühlte sich meine Hüfte ein bißchen besser an. Also nahm ich es weiter. Am fünfzehnten Tag war mein Zustand um 25 Prozent und am zwanzigsten um 50 Prozent besser. Ich rief meine Schwester an, um ihr das zu erzählen, und sie glaubte mir einfach nicht.«

Nachdem Edna dieses Mittel mehrere Wochen lang eingenommen hatte, war sie in der Lage, ihren Garten wieder zu versorgen und in der Umgebung spazierenzugehen, so wie früher. Und sie mußte sich über die unangenehmen Nebenwirkungen der Standardmedikamente nicht mehr den Kopf zerbrechen.

Don Summers, ein 43jähriger Weltklasse-Radfahrer, kam in meine Praxis, weil er, wenn er Rad fuhr, konstant Schmerzen und Schwellungen im Knie hatte. Trotz einer Operation am Gelenkband schien es einfach nicht in Ordnung zu sein. Entzündungshemmende Medikamente und Eispackungen blieben wirkungslos, und Don, unfähig zu trainieren, war zutiefst deprimiert. Aber innerhalb weniger Wochen, in denen er Glucosamin- und Chondroitinsulfat eingenommen hatte, stellte er eine Besserung fest. Heute ist er vollkommen wiederhergestellt – keinerlei Schmerzen, nicht die geringste Schwellung mehr. Er hat seine neuerworbene Gesundheit unter Beweis gestellt, indem er mich Huckepack im Eiltempo zwei Treppen hinabtrug!

Glucosamin ist ein phantastisches Mittel, um Arthrosesymptome zu beseitigen und einen gesunden Knorpel wiederherzustellen. Aber die Erleichterung, die es verschafft, wird noch verstärkt durch die Anwendung eines zweiten Mittels – Chondroitinsulfat.

Der »Wassermagnet«

Während Glucosamin zur Bildung der Proteoglycane beiträgt, die in den Zwischenräumen der Knorpelmasse sitzen und sie »vernetzen«, verhält sich Chondroitinsulfat wie ein »Flüssigkeitsmagnet«. Chondroitin, eine lange Kette sich wiederholender Disaccharideinheiten, trägt dazu bei, Flüssigkeit in die Proteoglycane zu ziehen. Das ist aus zwei Gründen wichtig:

- ▶ Die Flüssigkeit agiert als schwammartiger Stoßdämpfer.
- ▶ Die Flüssigkeit schwemmt Nährstoffe in den Knorpel. Gelenkknorpel hat keine Blutversorgung, also entstammt seine gesamte Nahrung und seine Gleitfähigkeit der Flüssigkeit, die sich je nach Druck oder Entlastung des Gelenks wie Ebbe und Flut verhält. Ohne diese Flüssigkeit würde der Knorpel nicht ernährt, das macht ihn trocken, dünn und brüchig.

Wie sorgt nun Chondroitin dafür, daß die Proteoglycane Flüssigkeit in den Knorpel ziehen und dort festhalten? Es hat mit den »Ketten« des Chondroitins zu tun. Stellen Sie sich den hohen, kräftigen Stamm eines in den Himmel hinaufragenden Baums vor. Der ist das »Rückgrat« eines Proteoglycan-Moleküls. Aus diesem Stamm wachsen große Äste heraus (Core Proteine), und aus jedem dieser Äste sprießen hundert kleine Zweige (Chondroitinsulfat-Ketten). Diese Chondroitinsulfat-Ketten haben negative elektrische Ladungen. Das bedeutet, sie stoßen einander ab. Denken Sie an zwei Magneten, die man aneinanderlegt. Wenn Sie die entgegengesetzten Pole zueinanderbringen, ziehen sie sich an. Legen Sie sie aber mit den gleichen Polen aneinander, stoßen sie sich ab: Die Magnete wollen nicht zusammengebracht werden. Die negativen Ladungen von Chondroitin funktionieren auf dieselbe Weise: Sie schieben Chondroitin auseinander und schaffen einen Zwischenraum, der die Matrix des Knorpels bildet. In einem einzigen Proteoglycan-Molekül gibt es schätzungsweise rund zehntausend dieser Ketten. Auf diese Weise verwandelt es sich zu einem Super-Wasserspeicher!

Sie beziehen bereits aus Ihrer Nahrung einiges an Chondroitinsulfat: Die Substanz ist in den meisten tierischen Geweben enthalten, vor allem im Gelenkknorpel. Manche Chondroitine, die wir essen, nimmt unser Körper unversehrt auf und baut sie in verschiedene Gewebe, einschließlich dem des Gelenkknorpels, ein.

Abgesehen von der Flüssigkeitseinlagerung hat Chondroitin noch folgende Eigenschaften:

- ▶ Es schützt den bestehenden Knorpel vor frühzeitigem Verschleiß, indem er die Tätigkeit gewisser »knorpelabbauender« Enzyme verhindert.
- ▶ Es bekämpft andere Enzyme, die das Knorpelgewebe »aushungern«, indem sie die Zufuhr von Nährsubstanzen behindern.
- ▶ Es regt die Produktion von Proteoglycanen, Glucosaminoglycanen und Kollagen an, jener Matrix-Moleküle, die als Bausteine für gesundes, neues Knorpelgewebe dienen.
- ▶ Es unterstützt die Wirkung von Glucosamin.

Glücklicherweise wirkt als Medikament eingenommenes Chondroitinsulfat sehr ähnlich wie das in Ihrem Knorpel vorkommende Chondroitinsulfat. Es schützt den ursprünglichen Knorpel vor frühzeitigem Verschleiß und regt die Synthese neuen Knorpels an. Chondroitinsulfat ist ungiftig. Eine sechs Jahre dauernde Studie, bei der Versuchspersonen Mengen von

1,5 bis 10 Gramm bekamen, ergab keinerlei toxische Wirkungen. Das bedeutet, daß wir nicht leiden müssen, wenn der Mechanismus unseres natürlichen »gesunden Knorpels« zusammenbricht. Wir können ersetzen, was der Körper nicht mehr schafft.

DIE »WASSERKUR« FUNKTIONIERT!

Genau wie Glucosamin wurde auch Chondroitinsulfat in Krankenhäusern und Forschungsinstituten geprüft. Die Resultate waren überraschend positiv und ermutigend.

◆ 1974 injizierten Forscher 28 Patienten mit aufgrund von Osteoarthrose stark eingeschränkter Bewegungsfähigkeit Chondroitin. Die Injektionen wurden innerhalb von drei bis acht Wochen verabreicht. Von diesen 28 Patienten erzielten 19 »ausgezeichnete« Resultate: Sie empfanden nur noch leichtes Unbehagen bei entsprechenden Bewegungen, bewegten sich aber im übrigen so gut wie uneingeschränkt. Bei sechs Patienten waren die Schmerzen deutlich verringert. Sie konnten sich ungehinderter fortbewegen. Und die Verbesserung der Osteoarthrosesymptome hielt nach der letzten Injektion im Durchschnitt sieben Monate an.

◆ An der Universität von Genua, Italien, verglichen Forscher in einem Doppelblindversuch die Wirkung von Chondroitin-Injektionen mit der eines Plazebos. Die Patienten im Alter zwischen 60 und 65 litten an Osteoarthrose im Knie. Sie wurden aufs Geratewohl in zwei Gruppen zu je 20 Personen aufgeteilt. Eine Gruppe erhielt Chondroitinsulfat-, die andere Plazebo-Injektionen. Zudem bekamen alle Patienten bei jeder Injektion ein nichtsteroidales entzündunghemmendes Medikament (NSAID). Patienten, die während der vergangenen sechs Monate Medikamente bekommen hatten, die die Knorpelsubstanz schützen, oder die Cortison (Nebennierenrindenhormon) eingenommen hatten, durften an dem Versuch nicht teilnehmen.

Die Injektionen wurden zweimal wöchentlich verabreicht, und das zwölf Monate lang. Die Patienten wurden am 1., 90., 180., 240., 330. und 360. Tag untersucht. Dabei wurden sie jeweils nach spontanen Schmerzen, Schmerzen bei Belastung, Schmerzen bei passiver Bewegung, Druckschmerzen, Veränderungen in der NSAID-Dosis und Nebenwirkungen bewertet. Bei der Chondroitin-Gruppe ließen die Schmerzen langsamer nach, aber im Verlauf der Therapie besserte sich ihr Zustand kontinuierlich. Verglichen mit der Plazebo-Gruppe waren die Schmerzen am Ende des Versuchs erheblich geringer, obwohl sie nach und nach weniger NSAIDs erhalten hatten – im Gegensatz zur Plazebo-Gruppe.

◆ In einem besonders interessanten Versuch aus Frankreich im Jahr 1986 bekamen fünfzig an Kniegelenk-Osteoarthrose Leidende entweder Tabletten mit 800 bis 1200 Milligramm Chondroitinsulfat oder 500 Milligramm eines Schmerzmittels. Zu Beginn der Studie wurden Knorpelgewebeproben entnommen. Nach drei Monaten Therapie hatte sich der geschädigte Knorpel bei den mit Chondroitin Behandelten beträchtlich regeneriert.

Die Wirkung von eingenommenem und injiziertem Chondroitinsulfat auf ältere Menschen mit Knorpelveränderungen wurde 1991 an der Universität in Neapel untersucht. Diese sich über sechs Monate hinziehende Studie befaßte sich mit 200 Patienten im Alter zwischen 52 und 75. Um mit in diese Studie einbezogen zu werden, mußten die Betreffenden zumindest fünf der folgenden Kriterien erfüllen: Radiologischer Nachweis der Osteoarthrose, eine für diese Erkrankung typische Krankengeschichte, Ausschluß aller Formen von Arthritis, weiterhin Schwellung, Rötung, Überempfindlichkeit bei Druck und Schmerzen bei Ruhe und bei Bewegung – das alles in zumindest einem Gelenk.

Die Patienten erhielten entweder 1200 Milligramm Chondroitinsulfat zum Einnehmen oder eine Injektion von 100 Milligramm der Substanz. Innerhalb von zwei Wochen war in der Chondroitin-Gruppe deutlich eine positive Wirkung erkennbar. Nach dem Ende der Studie kamen die Forscher zu dem Schluß,

»daß die Resultate auf eine beträchtliche Besserung hinwiesen, sowohl was Schmerzen als auch Beweglichkeit betrifft. Nebenwirkungen konnten nicht festgestellt werden.«

◆ Bei einem Doppelblindversuch 1992 in Frankreich wurde die schmerzstillende Wirksamkeit von Chondroitinsulfat mit einem Plazebo verglichen. Für diese Studie bekamen 120 Patienten mit Osteoarthrose der Knie- und Hüftgelenke entweder Chondroitinsulfat zum Einnehmen oder ein Plazebo. Zusätzlich erhielten alle die gleiche Dosis an NSAIDs. Am Ende von drei Monaten wiesen die Patienten, die Chondroitinsulfat eingenommen hatten, eine signifikante Besserung auf, was Schmerzen und Funktionsfähigkeit betraf. Alle Beteiligten vertrugen Chondroitin gut, niemand mußte vorzeitig aus der Untersuchung ausscheiden. Zusätzlich gab es eine positive Langzeitwirkung: Bei den Patienten der Chondroitinsulfat-Gruppe hielt sich der gute gesundheitliche Zustand während einer zweimonatigen Nachbeobachtungsphase.

◆ Bei einem anderen Doppelblindversuch 1987 in Buenos Aires, Argentinien, wurde ebenfalls die Wirkung von Chondroitinsulfat mit der von Plazebos verglichen. In dieser Studie wurden 34 Patienten mit Osteoarthrose im Kniegelenk in zwei Gruppen zu je 17 Personen geteilt. Eine Gruppe erhielt eine tägliche Injektion von 150 Milligramm Chondroitinsulfat plus dreimal täglich 500 Milligramm Aspirin, und zwar 20 Wochen lang. Die zweite Gruppe bekam täglich eine Plazebo-Injektion und die gleiche Dosis Aspirin. Nach 20 Wochen waren bei 13 der 17 Patienten, die Chondroitinsulfat gespritzt bekommen hatten, die Schmerzen gelindert, während das nur bei 2 von 17 aus der Plazebo-Gruppe der Fall war – ein signifikanter Unterschied.

GLUCOSAMIN- UND CHONDROITINSULFAT – EIN TEAM

Irgend etwas läuft also bei der Knorpelkeimschicht eines Menschen mit Osteoarthrose schief. Der Körper produziert nicht genügend Proteoglycane und Kollagen, um den Knorpel gesund zu erhalten. (Das ist eine der Folgen des Alterns.) Gleichzeitig sind die »knorpelzersetzenden« Enzyme eifrig bemüht, die noch vorhandene gesunde Knorpelmasse zu vernichten. Dieses zweifache Problem bedarf einer zweifachen Lösung: Glucosamin- und Chondroitinsulfat.

Beide arbeiten synergistisch (in gleichem Sinn, gleichgerichtet). Sie regen die Bildung neuen Knorpels an, während sie gleichzeitig die knorpelzerstörenden Enzyme unter Kontrolle halten. Dies trägt dazu bei, die Knorpelmatrix zu normalisieren – also praktisch *das Leiden auf zellulärer Basis* zu behandeln. Andere Arthrosebehandlungen lindern lediglich den Schmerz oder reduzieren die Entzündung. Aber die Teamarbeit von Glucosamin- und Chondroitinsulfat kann den Krankheitsprozeß tatsächlich stoppen und dem Körper helfen, sich selbst zu heilen.

Jede der beiden Substanzen ist an sich schon wirkungsvoll. Gemeinsam können sie aber bei Millionen Menschen, die an Osteoarthrose leiden, dieses Problem besiegen, und zwar vor allem dann, wenn Medikamente und Operationen versagt haben. Die kombinierte Wirkung von Glucosamin und Chondroitin ist in mehreren klinischen Studien überprüft worden. Die endgültigen Resultate dieser Untersuchungen liegen noch nicht vor, aber es existieren mehrere wissenschaftliche Artikel, die erklären, weshalb diese Substanzen besser wirken, wenn sie gemeinsam eingenommen werden, als wenn man sie einzeln anwendet. Kurz gefaßt: Um als knorpelschützendes Mittel zu wirken, muß die Zusammensetzung zu folgendem in der Lage sein:

1. Es muß die hochmolekulare Synthese der Knorpelzellen (Glucosaminoglycane, Proteoglycane, Kollagen, Proteine, RNA und DNA) steigern.

2. Es muß die Synthese von Hyaluronsäure (die Substanz, die der Gelenkflüssigkeit ihre Zähigkeit verleiht und die Gleitfähigkeit zwischen Gelenkinnenhaut und Knorpel herstellt) fördern.
3. Es muß die Enzyme, die die Biomakromoleküle der Knorpelzellen abbauen, aufhalten.
4. Es muß Thrombozyten, Fibrin, Lipide und Cholesterin-Depots in den Zwischenräumen der Gelenkinnenhaut mobilisieren.
5. Es muß die Gelenkschmerzen mildern.
6. Es muß die Entzündung der Gelenkinnenhaut eindämmen.

Kein Medikament kann all das allein bewältigen. Aber Glucosamin und Chondroitin bringen das mit ihrer Zusammenarbeit zustande. Klinische Studien haben gezeigt, daß Glucosamin die Forderung von Punkt 1, 2, 5 und 6, und Chondroitin die von Punkt 1, 3, 4, 5 und 6 erfüllen. Ihre einander überlappenden Wirksamkeiten erklären, warum diese Kombination bei der Therapie der Osteoarthrose so erfolgreich ist.

Ein 42jähriger Rechtsanwalt namens Paul Baer fand die Lösung seiner Probleme durch sie: »Ich war mal ein netter Jurist«, erzählte er lachend. »Ich stritt mich nie mit anderen Kollegen herum, ich habe nie jemandem auf gemeine Weise zugesetzt. Ich war das Gegenteil der Klischeevorstellung vom »niederträchtigen Rechtsverdreher«. Dann bekam ich plötzlich diese Arthrose in der Schulter und wurde zum bösartigsten Burschen, dem man je begegnen kann, zum Abbild des widerlichen Rechtsbeistands. Daß mir die Pillen, die mein Doktor verschrieb, Kopfschmerzen und Magenprobleme bescherten, verbesserte die Situation keineswegs. Ich ging dann zu einem anderen Arzt, der mir Glucosamin und Chondroitin empfahl. Er verschrieb mir von beidem je 1500 Milligramm pro Tag, aber ich bin ein vorsichtiger Mensch, deshalb nahm ich in der ersten Zeit nur 1000 Milligramm am Tag. Trotz dieser geringeren Dosis ließ der Schmerz gleich am nächsten Tag nach. Ich nahm auch später nicht die volle Dosis, aber die Schmerzen sind restlos verschwunden, und ich bin wieder ein netter Mensch geworden! Wissen Sie, ich habe einfach Glück gehabt. Ein paar meiner Bekannten haben wirklich unter ihren Arthrosebehandlungen gelitten – noch mehr als unter der Arthrose selbst. Aber die Kombination aus Glucosamin und Chondroitin hat meine Schmerzen restlos beseitigt.«

Celeste Nelson, eine 75jährige Witwe, war stolz darauf, sich durch vormittägliches Wasser-Aerobic und den anschließenden Einkaufsbummel in guter Verfassung zu erhalten. Aber eines Tages, als sie eben zwei Beutel mit Lebensmitteln nach Hause trug, rutschte Celeste auf dem Gehsteig aus, verdrehte sich dabei den Knöchel und fiel vornüber, so daß Äpfel und Orangen nach allen Seiten flogen. Es war niemand da, den sie zu Hilfe rufen konnte, also ließ sie die eingekauften Sachen auf dem Gehsteig liegen und humpelte langsam heim. Der Knöchel heilte zwar nach einigen Wochen völlig aus, aber bei dem Sturz mußte sie sich die rechte Hüfte ernsthaft gezerrt haben, denn dort hatte sie Schmerzen, die nicht mehr verschwinden wollten. Und nicht nur das, sie wurden zunehmend schlimmer. Selbst mit geheiltem Knöchel war es ihr deshalb unmöglich, ihr Aerobic-Training weiter zu betreiben oder auch nur zu Fuß in ihren Einkaufsladen zu gehen.

Celeste hörte von ihrer Tochter, die als Krankenschwester bei einem ernährungswissenschaftlich orientierten Arzt arbeitete, alles über Glucosamin- und Chondroitinsulfat. Sie begann, jeweils täglich 1000 Milligramm von beidem einzunehmen und fühlte sich sofort besser. Nach mehreren Wochen war es ihr möglich, ihren Aerobic-Unterricht wieder aufzunehmen. »Ich bin so glücklich, daß ich wieder mit allem zurechtkomme. Es ist für einen älteren Menschen wie mich schrecklich, ans Haus gefesselt und auf andere angewiesen zu sein. Jetzt bin ich wieder ganz die Alte.«

Ein 32jähriger früherer Rugby-Spieler, genannt »Buck«, litt an Schmerzen in beiden Knien, »nachdem ich mit diesen Line-Backers ein paar hundertmal aneinandergeraten war.« Buck schilderte sein Problem und dessen Lösung: »Knieschmerzen setzen einen völlig außer Gefecht. Und mit Sicherheit kann man nicht mehr rennen. Gehen kann schon weh tun, aber Stillstehen ist das Schlimmste. Man kann überhaupt nicht mehr in einer Linie mit anderen stehen. Wenn meine Freundin und ich ins Kino gingen, mußte sie sich für die Karten und das Popcorn anstellen, während ich irgendwo irgendwas suchte, worauf ich meinen Hintern niederlassen konnte. Wenn wir ins Museum gingen, mußte ich dort durchpreschen oder mich vor jedem Bild hinsetzen, weil ich einfach umkam, wenn ich stillstehen mußte. Einer meiner alten Sportfreunde erzählte mir von Glucosamin und Chondroitin. Ich bin ein großer Kerl, also nahm ich gleich 2000 Milligramm pro Tag. Viel erwartete ich mir davon nicht, weil keines der Medikamente, die mir der Arzt verschrieben hatte, irgendwas geholfen hatte. Aber jetzt sind fünf Wochen vergangen, und die Schmerzen sind halbwegs vergangen. Und ich hoffe, die andere Hälfte verschwindet mit der Zeit auch noch.«

WENN GLUCOSAMIN- UND CHONDROITINSULFAT DOCH SO GUT SIND...

Die Theorie ist hieb- und stichfest, und die Studien verlaufen positiv. Warum also wenden Ärzte in Amerika Glucosamin- und Chondroitinsulfat nicht häufiger an? Der Grund dafür liegt in einer komplizierten Mischung aus medizinischem Konservatismus, Konsumentenverhalten und kommerzieller Realität. Während ihres vierjährigen Medizinstudiums plus mehrerer Jahre Praxis und möglicher Weiterbildung wird vielen amerikanischen Ärzten beigebracht, daß die »beste« Behandlung von Patienten die medikamentöse und chirurgische ist. Manche Medizinstudenten belegen auch einen Kurs in Ernährungswissenschaft, aber die große Masse wird, was Ernährung und Diät betrifft, überhaupt nicht geschult. Deshalb rümpfen auch so viele Ärzte bei der bloßen Erwähnung von Glucosamin- und Chondroitinsulfat die Nase – sie sind nicht interessiert, weil sie es nicht besser wissen.

Und ebensowenig sind pharmazeutische Betriebe an Glucosamin, Chondroitin und ähnlichem interessiert – begreiflicherweise, denn sie stecken ihr Geld lieber in patentierbare Produkte, wie eben Medikamente. Patente schützen das jeweilige Produkt für einige Zeit, so daß die Herstellerbetriebe an dem Mittel allein verdienen können. Da Nahrungszusätze in den USA nicht patentiert werden können, wollen die Firmen damit nicht arbeiten.

Da also weder Ärzte noch die pharmazeutische Industrie viel Interesse für Glucosamin oder Chondroitin aufbringen, ist es nicht verwunderlich, daß die Öffentlichkeit entweder uninformiert oder argwöhnisch ist – oder beides.

Glücklicherweise beginnt sich das nun alles zu ändern, und zwar aus mehreren Gründen.

▶ Die amerikanische Ärztegemeinschaft hat neuerdings ihre Einstellung zu den Ursachen für Osteoarthrose geändert. Dank neuerer Forschungen über die Entstehung dieser Erkrankung sehen immer mehr Ärzte ein, daß es sich hierbei nicht um eine unausweichliche Folge des Älterwerdens handelt. Normaler Verschleiß ist nicht das Problem. Für die Osteoarthrose sind die Probleme mit der Knorpelmatrix verantwortlich – wenn der Abbau die Neubildung übertrifft. Versehen mit dieser neuen Erkenntnis, halten die Ärzte nun nach einer Möglichkeit Ausschau, um die Matrix zu »fixieren«.
▶ Mit der zunehmenden Internationalisierung der Pharma- und Gesundheitskost-Industrie erfahren amerikanische Ärzte mehr über europäische Forschungsergebnisse bezüglich Knorpelheilung und -regeneration.
▶ Man wird sich der Heilkräfte vieler Substanzen mehr bewußt. Melatonin ist ein Beispiel dafür. In den USA wird es als Mittel ernstgenommen, um das Altern zu verzögern und um Schlaflosigkeit zu bekämpfen. Melatonin verfügt jedoch nicht über annähernd so viel Beweise für seine Wirksamkeit wie Glucosamin- und Chondroitinsulfat.
▶ Immer mehr Ärzte werden sich des Werts dieser beiden Substanzen bewußt. Gefördert durch das Internet und die Arbeit einiger gutinformierter, resoluter Kollegen bringen immer mehr Ärzte Verständnis auf. Eine noch kleine, aber

wachsende Zahl nimmt Empfehlungen für Nahrungsergänzungen in ihre Behandlungsempfehlungen auf, ohne dabei den Segen des medizinischen Establishments abzuwarten.

Es beginnt also, sich etwas zu verändern. Wir glauben, daß in naher Zukunft Ärzte in Amerika vielen ihrer Osteoarthrose-Patienten Glucosamin- und Chondroitinsulfat regulär verschreiben werden.

Wo kann man Glucosamin- und Chondroitinsulfat erhalten?

In den Vereinigten Staaten hat man mehrere Möglichkeiten, diese beiden Substanzen zu erwerben, einschließlich in Reformhäusern und Apotheken. Aber sie werden unter verschiedenen Bezeichnungen vertrieben, in verschiedener Stärke und mit unterschiedlichem Reinheitsgrad. Chondroitin wird häufig in zwei Formen verkauft, Chondroitinsulfat und Mucopolysaccharid (Heteroglycan). Das Chondroitin, das Sie kaufen, sollte *pharmazeutische Qualität* haben, damit Sie sicher sein können, daß es rein ist und die erforderliche Wirkkraft aufbringt.

Bevor Sie jedoch fortstürzen, um sich Glucosamin- und Chondroitinsulfat hier zu besorgen, lesen Sie bitte erst das nächste Kapitel sorgfältig durch. Sie erfahren da, wieviel von beidem Sie nehmen und wie Sie die beiden Zusätze als Waffe in der neunteiligen Arthrose-Kur einsetzen sollen. Und vergessen Sie nicht: Sie brauchen kein Rezept für Glucosamin- oder Chondroitinsulfat, aber wie immer sollten Sie erst mit Ihrem Arzt sprechen, bevor Sie anfangen, diese beiden Produkte einzunehmen.

Die Situation in Deutschland

Die Beschaffung von Glucosaminsulfat ist kein Problem. Es ist der Inhaltsstoff des Präparats Dona 200-S, in dem es mit 250

Milligramm pro Dragée enthalten ist. Das Mittel ist zwar apothekenpflichtig, aber nicht verschreibungspflichtig. Sie bekommen es also ohne Rezept in jeder Apotheke. Die 100-Stück-Packung kostete Ende 1997 DM 58,74.

Anders ist das mit Chondroitinsulfat. Für diese Substanz, wie für alle anderen Arzneistoffe auch, haben die Experten des damaligen Bundesgesundheitsamtes eine sogenannte Monographie erstellt, in der sie die Nachweise über die Wirksamkeit des Stoffes und die Belege über die Unbedenklichkeit gesichtet und bewertet haben. Sie sind zu dem folgenden Schluß gekommen: »Angesichts fehlender Nachweise zur therapeutischen Wirksamkeit in den beanspruchten Anwendungsgebieten sowie aufgrund fehlender Untersuchungen zur Unbedenklichkeit muß die Anwendung von Chondroitinsulfat abgelehnt werden.« Dementsprechend wurden keine Arzneimittel mit Chondroitinsulfat zugelassen. Da der Hersteller des Mittels den Anspruch erhebt, damit Krankheiten wie zum Beispiel die Arthrose zu beeinflussen, kann er das Mittel auch nicht – wie in den USA – als Nahrungsergänzungsmittel auf den Markt bringen, denn diese Mittel dürfen, so die gesetzliche Vorschrift in Deutschland, nicht mit gesundheitsbezogenen Aussagen auf sich aufmerksam machen.

Ein Produkt mit Chondroitinsulfat können Sie also hierzulande nur über Umwege erstehen. Und diese Umwege sehen folgendermaßen aus:

Sie können sich an eine Apotheke wenden und die Mitarbeiter bitten, Ihnen Chondrosulf zu besorgen. Dieses ist das Mittel mit Chondroitinsulfat, das zum Beispiel in Österreich als Arzneimittel zugelassen ist. 50 Kapseln à 400 Milligramm kosteten Ende 1997 321 ÖS, der Preis für 60 Gramm Granulat betrug 374,50 ÖS. Weil dieses Arzneimittel in Österreich aber verschreibungspflichtig ist, dürfen es auch deutsche Apothekerinnen und Apotheker nur abgeben, wenn Sie ihnen die Verordnung eines Arztes oder einer Ärztin vorlegen. Haben Sie also mit ihnen die Einnahme des Mittels abgesprochen und verordnen sie es Ihnen, steht der Besorgung durch eine deutsche

Apotheke nichts mehr im Wege. Sie können natürlich auch mit dem Rezept ins Alpenland auf Urlaub fahren und sich Ihren Vorrat von dort mitbringen.

Auch in der Schweiz ist das Produkt Chondrosulf erhältlich.

Natürlich ist es aber auch möglich, sich entweder ein Chondroitinsulfat-Produkt allein oder die Kombination mit Glucosamin aus den USA direkt zu bestellen. Das kann Ihre Apotheke für Sie erledigen, für die Bestellung ist kein Rezept erforderlich. Da die Produkte in den USA als Nahrungsergänzungsmittel im Handel sind und die deutschen Arzneimittel-Überwachungsbehörden noch nichts anderes verfügt haben, können sie ohne Beschränkung nach Deutschland importiert werden.

Sie können sich aber auch selbst an die Arbeit machen. Im Internet finden Sie unter der Adresse http://www.club-vitamin.com einen amerikanischen Anbieter von beiden Substanzen, der auch nach Deutschland liefert. Was das kostet, wie lange es dauert und wie die Bezahlung abgewickelt wird, erfahren Sie auf den homepages des »club vitamin«. Die eMail-Adresse dieses Lieferanten lautet myhealth@club-vitamin.com.

Die Arthrosekranken in Deutschland haben ausgezeichnete Möglichkeiten, sich zu informieren, Hilfe zur Selbsthilfe zu bekommen, Übungs- und Gesprächsgruppen zu finden, denn eine bundesweite Institution, die Rheuma-Liga, kümmert sich um die Anliegen der Rheumakranken. Für das Jahr 1998 hat die Rheuma-Liga das Thema »Arthrose« zum Schwerpunkt gemacht. Bei der Rheuma-Liga erfahren Sie auch, wo Sie die Ihrem Wohnort nächstgelegene Gruppe finden.

Deutsche Rheuma-Liga
Rheinallee 69
53173 Bonn
Tel.: 02 28/7 66 06-0

KAPITEL 4

DIE ARTHROSE-KUR

Die neun Abschnitte der Arthrose-Kur

Dave Johnson, ein 32jähriger Handlungsreisender war empört über die Ergebnisse seiner beiden Kniegelenkoperationen. »Alles, was ich wollte, war, wieder wie ein normaler Mensch gehen zu können, ohne diese verdammten Schmerzen. Aber beide Operationen waren ein absoluter Flop – sie änderten überhaupt nichts. In meinem Beruf muß ich, wenn ich mit dem Wagen unterwegs bin, rund zehnmal aus- und einsteigen und meinen Musterkoffer in die Bürogebäude hinein- und wieder herausschleppen. Das ist schon normalerweise körperlich ziemlich anstrengend, aber wenn einen dann die Knie vor Schmerzen fast umbringen, ist es eine Quälerei. Ich habe bereits überlegt, ob ich mir eine andere Arbeit suchen sollte, als mir meine Freundin in einer Zeitschrift einen Artikel über Glucosamin- und Chondroitinsulfat zeigte. Darin stand, jemand meines Gewichts sollte von beidem 1000 bis 2000 Milligramm pro Tag einnehmen, also nahm ich 1500 von beidem. Ich tat es eigentlich meiner Freundin zuliebe – ich selbst glaubte nicht, daß das irgend etwas bewirken würde. Es dauerte eine Woche, bevor ich einen Fortschritt verspürte, aber danach wurde es jeden Tag ein bißchen besser, die Schmerzen ließen immer mehr nach. Ich konnte wieder mehr tun. Jetzt nehme ich die Mittel seit zwei Monaten ein und komme mit meiner Arbeit wieder ausgezeichnet zurecht. An den Wochenenden spiele ich sogar wieder in einem Softball-Team mit.«

Glucosamin- und Chondroitinsulfat können bei Ihren von Osteoarthrose geplagten Gelenken Wunder wirken, aber sind nur der Beginn Ihrer Arthrose-Kur. Sie stehen an der Spitze des an Patienten getesteten Neunstufenplans, der aus folgendem besteht:

1. Konsultieren Sie Ihren Arzt.
2. Nehmen Sie Glucosamin- und Chondroitinsulfat, um Ihre geschädigten Gelenke wiederherzustellen.
3. Verbessern Sie Ihre Biomechanik, um der Überbeanspruchung Ihrer Gelenke entgegenzuwirken.
4. Üben Sie regelmäßig.
5. Halten Sie eine gesunde, gelenkerhaltende Diät ein.
6. Halten Sie Ihr Normalgewicht.
7. Bekämpfen Sie Depressionen.
8. Nehmen Sie, wenn nötig, die übliche Medizin in Anspruch.
9. Behalten Sie eine positive Einstellung.

Mit der Arthrose-Kur hatte ich großen Erfolg bei Patienten, die an Osteoarthrose in den Knien, Hüften, in Rücken, Hals und anderen Gelenken litten. Sie ist kein Allheilmittel, sie funktioniert nicht bei jedem, aber zweifellos handelt es sich bei ihr um eine wirksame Behandlungsmethode bei Osteoarthrose, die zudem die wenigsten Nebenwirkungen hat. Betrachten wir die neun Stufen einmal näher.

STUFE 1 **Konsultieren Sie Ihren Arzt**

Viele körperliche Zustände imitieren sozusagen die Symptome der Osteoarthrose, und viele Menschen, die ihr Gesundheitsproblem selbst diagnostizieren, liegen mit ihrer Einschätzung völlig falsch. Das bedeutet, daß sie nicht die richtige Behandlung erhalten und unnötig leiden müssen. Die Symptome einer Schleimbeutelentzündung (Bursitis) können denen der Osteoarthrose gleichen und jahrelang andauern. Sie ist aber relativ leicht zu kurieren. Auch Gicht läßt sich meist gut kontrollieren, wenn sie korrekt diagnostiziert und angemessen behandelt wird.

Also achten Sie darauf, von einem Facharzt für Ge[...]
heiten (Orthopäde) untersucht zu werden. Und [...]
sich mit Ihrem Hausarzt, bevor Sie mit diesem Progr[...]
ginnen.

STUFE 2 **Nehmen Sie Glucosamin- und Chondroitinsulfat, um die geschädigten Gelenke wiederherzustellen**

Die beiden Substanzen sind das Herz der Programme. Die Dosierung richtet sich im allgemeinen nach Ihrem Körpergewicht. Obwohl manche Menschen mehr und andere weniger brauchen, sind die folgenden Dosierungen meist wirksam und können gut als Anhaltspunkt dienen:

Sie wiegen ...	Dann nehmen Sie ...
weniger als 60 Kilogramm	1000 mg Glucosamin- plus 800 mg Chondroitinsulfat
zwischen 60 und 100 Kilogramm	1500 mg Glucosamin- plus 1200 mg Chondroitinsulfat
über 100 Kilogramm	2000 mg Glucosamin- plus 1600 mg Chondroitinsulfat

Die Dosierung sollten Sie Ihren Schmerzen und Körperfunktionen anpassen. Manche Menschen erzielen sofort großartige Resultate und verringern die ursprüngliche Dosis dann auf die Hälfte oder ein Drittel. Und manche hören überhaupt auf, die beiden Substanzen zu nehmen, wenn Ihre Schmerzen verschwunden sind.

Um das Äußerste an Wirksamkeit zu erreichen, empfehle ich meinen Patienten, ihre Dosis an Glucosamin- und Chondroitinsulfat in zwei bis vier Portionen zu teilen und sie während des Tages zusammen mit dem Essen einzunehmen. Man kann sie auch auf nüchternen Magen einnehmen, aber das Essen scheint sie doch besser durch die Speiseröhre zu befördern.

Vitamin C und Mangan verstärken sowohl die Wirksamkeit von Glucosamin- als auch die von Chondroitinsulfat und haben einen günstigen Effekt auf die Gelenkfunktionen. Sorgen Sie also dafür, daß entweder beide Stoffe in den Mitteln enthalten sind, die Sie kaufen, oder nehmen Sie sie getrennt davon ein.

Mangan ist für die Synthese der Knorpelkomponenten wichtig. Es ist, wie Vitamin C, ein Antioxidans. Ein Mangel an diesem Spurenelement – der oft unbemerkt bleibt – kann selbst zu Osteoarthrose führen. Mangan findet sich in vielen Lebensmitteln wie Nüssen, Hülsenfrüchten, Vollkorngetreide und Blattgemüsen. Mit einer Dosis von 5 Milligramm pro Tag ist der Bedarf sichergestellt.

Vitamin C dient als Antioxidans, das andere Antioxidantien »nachlädt«. Es ist wasserlöslich, und sein Überschuß wird innerhalb von wenigen Stunden vom Körper ausgeschieden. Es ist also wirkungsvoller, im Verlauf des Tages mehrere kleinere Dosen zu sich zu nehmen als eine einzige große Dosis. Ich empfehle im allgemeinen, zwischen 500 und 4000 Milligramm Vitamin C in zwei bis vier getrennten Portionen einzunehmen.

STUFE 3 Verbessern Sie Ihre Biomechanik, um der Überbeanspruchung Ihrer Gelenke entgegenzuwirken

Biomechanik befaßt sich mit den mechanischen Kräften, die der Körper bei Bewegung einsetzt. Falsche Haltung oder der falsche Gebrauch von Muskeln, Knochen, Sehnen, Bändern oder Gelenken können die Ursache für übermäßigen Gelenkverschleiß sein und zu Schäden führen. Die Bedeutung der Biomechanik in der Behandlung von Osteoarthrose kann gar nicht überschätzt werden! Wenn Sie die zugrundeliegenden Probleme nicht beheben, können Sie das Leiden nicht loswerden.

Wenn die Räder eines Autos nicht korrekt ausgewuchtet sind, nutzen sich die Reifen schnell ab. Dann werden Sie wohl kaum nur ein Pflaster auf die abgefahrene Stelle kleben oder sich sofort neue Reifen kaufen. Statt dessen werden Sie die Räder justieren lassen. Genau das leistet die Biomechanik für

Ihre Gelenke – sie richtet sie aus. Viele Menschen sind in den Genuß von »Wunderkuren« gekommen, indem sie einfach ihre Art und Weise des Gehens verändert haben. Eine junge Frau namens Nancy Ellis war bei drei Ärzten, weil sie starke Schmerzen in ihrem rechten Knöchel hatte. Sie hatte das Tennisspielen aufgegeben, aber der Schmerz blieb. »Auf der Röntgenaufnahme war nichts zu erkennen, aber zwei der Ärzte wollten trotzdem operieren«, erklärte sie empört. Ihr Problem wurde gelöst, als eine biomechanische Auswertung ergab, daß sie nicht richtig ging. Ja, sie kam von einem Ort zum anderen, und alles wirkte völlig normal, aber sie übte dabei ungewöhnlich viel Druck auf ihr rechtes Knie, den Knöchel und den Fuß aus. Sie verbrachte dann ein paar Stunden damit, richtig gehen zu lernen, ließ sich zeigen, welche Schuhe sie kaufen mußte, und innerhalb von zwei Wochen waren ihre Schmerzen endgültig verschwunden.

Ob Sie nun ernsthaft Sport betreiben, nur am Wochenende etwas herumspielen oder ob Sie Ihre körperlichen Aktivitäten so weit wie möglich einschränken – eine biomechanische Begutachtung kann Ihnen nur nutzen, vor allem dann, wenn Sie eine genetisch bedingte Anlage für Osteoarthrose haben. Die Beurteilung wird Ihnen sagen, wie Sie Ihre Gelenke einsetzen müssen, zu welcher Art von Überanstrengung Sie neigen und ob etwas in Ihrem Verhalten letzten Endes zur Entwicklung von Osteoarthrose führen könnte. Wenn Sie sich auf potentielle Problemgebiete »einschießen«, können Sie die Art und Weise, wie Sie Ihre Gelenke benutzen, ändern und das Risiko vermindern. Sportmediziner, Fachärzte für Osteopathie und Orthopädie und Bewegungstherapeuten können biomechanische Probleme einschätzen und behandeln.

STUFE 4 Üben Sie regelmäßig

Regelmäßige, lebenslange körperliche Übungen bewahren Sie vor vielen Gesundheitsproblemen. Außerdem sind sie eine wunderbare Methode, um Kalorien zu verbrennen und Gewicht zu verlieren. Früher dachte man einmal, Gymnastik könne

Arthrose verursachen. Heute wissen wir jedoch, daß sich mit stetigen und vor allem richtigen körperlichen Übungen die Gelenke hervorragend gesund erhalten lassen.

Der Gedanke, daß stark beanspruchende Übungen, wie zum Beispiel Laufen, die Gelenke »verschleißen« könnte, hat sich als falsch erwiesen. Tatsächlich schützen regelmäßige gymnastische Übungen gegen Osteoarthrose. Wir haben es schon geschildert: Wenn Sie bei körperlichen Übungen ein Gelenk belasten, wird die nährstoffhaltige Flüssigkeit aus dem Knorpel herausgedrückt, so als ob der Knorpel selbst ein vollgesogener Schwamm wäre. Wenn der Druck nachläßt, strömt die Flüssigkeit in den Knorpel zurück, wobei sie ihn sowohl nährt als auch feucht hält. Das fortgesetzte Ein- und Ausströmen von Flüssigkeit ist unerläßlich für den Knorpel. Ohne das würde er dünn, trocken und anfällig für Schädigungen.

Körperliche Übungen fördern also die Aktivität des »Knorpelschwamms«. Zusätzlich kräftigen sie die Strukturen rund um das Gelenk und tragen dazu bei, den Druck, dem es ausgesetzt ist, zu reduzieren.

Gymnastik ist auch eine wundervolle Medizin bei bereits vorhandener Osteoarthrose. Sie sorgt dafür, daß die nährende Flüssigkeit in das Gelenk hineinfließt, und mindert die Belastung des Gelenks, indem es die Strukturen kräftigt, die es stabilisieren. Gezielte Übungen, möglichst bei einer Krankengymnastin erlernt, können oft die Schmerzen reduzieren und die Beweglichkeit fördern. Und natürlich sind sie auch unerläßlich, um sein Gewicht zu halten (siehe Kapitel 7).

»Gymnastik ist Klasse!« das ist praktisch John Wolfs »Mantra«, nun, da er wieder mit seiner Frau tanzen kann. Der 52jährige und seine Frau schwärmten für das Tanzen, mußten es aber aufgeben, als sein linkes Knie zu rebellieren begann. »Es ist eine verrückte Sache: Sie bewegen das Ding, das weh tut, wenn Sie es bewegen, damit es aufhört, weh zu tun. Ich hätte nie gedacht, daß diese Beinbelastungs-Maschinen im Fitneßcenter meinem Knie helfen würden, aber so war es. Vielleicht ist es verrückt, aber es haut hin. Ich werde mein Leben lang üben, wenn es das ist, was mein Knie vor Schmerzen bewahrt.«

STUFE 5 **Halten Sie eine gesunde, gelenkerhaltende Diät ein**

Was Sie essen (oder nicht essen), kann Ihre Gelenke beeinflussen. Gewisse Nahrungsmittel können die Entstehung der gelenkschädigenden »freien Radikale« fördern oder hemmen. Sie können dazu beitragen, Entzündungen abklingen zu lassen oder sie zu verstärken, und sie können die Knorpelerneuerung anregen. Die in Kapitel 7 beschriebene Gesundheitsdiät stellt ein komplettes Ernährungsprogramm dar, um den Folgen der Osteoarthrose entgegenzuwirken, während Sie Ihre Gelenke – und Ihren übrigen Körper – gesund erhalten.

STUFE 6 **Erhalten Sie Ihr Normalgewicht**

Überschüssige Pfunde bedeuten schlechte Nachricht für Gelenke, wie zum Beispiel Knie und Hüfte, die ohnehin Belastungen ausgesetzt sind. Forschungen haben eindeutig ergeben, daß Gewichtszunahme und Korpulenz mit Osteoarthrose in Verbindung gebracht werden müssen, vor allem im Kniegelenk. In einer Studie des Chicago's Cook County Hospital stellten die Ärzte fest, daß Übergewicht bei Arthrosepatienten üblich ist und daß viele von ihnen stark zugenommen hatten, bevor die Krankheit zuschlug. Die Hälfte dieser Patienten hatte drei bis zehn Jahre lang Übergewicht, bevor die Erkrankung einsetzte.

Das Gewicht unter Kontrolle zu haben, ist ein entscheidender Bestandteil der Arthrose-Kur, denn einige Gelenke müssen während der alltäglichen Tätigkeiten Dutzende von Malen die plötzliche Belastung Ihres Körpergewichts aushalten. (Wenn Sie nur fünf Kilogramm zunehmen, können Sie die Wucht des Drucks, den gewisse Gelenke ertragen müssen, um 12 bis 50 Kilogramm verstärken!) Deshalb ist es so wichtig für Ihre Gelenke, daß Sie schlank bleiben; deshalb finden Sie in Kapitel 7 Tips, wie Sie überschüssige Pfunde loswerden können.

Viele Patienten haben gemerkt, daß schon das allein »Medizin« war, wenn sie an Gewicht verloren haben. »Es ist mir ausgesprochen peinlich zuzugeben, daß ich ein richtiger Plumpsack war«, gestand der 57jährige Ted Moreno, ein Bilanzbuchhalter. »Ich habe abgenommen, weil es mir unangenehm war, in keinen Sitz im Kino oder Flugzeug mehr hineinzupassen. Aber wenn ich gewußt hätte, daß dieser Gewichtsverlust mich von den Schmerzen in meinen Knien befreien würde, die mich zehn Jahre lang gequält haben, dann hätte ich schon vor langer Zeit mit der Diät begonnen! Wenn ich an all die Schmerzpillen denke, die ich unnötigerweise geschluckt habe, dann bin ich mehr als nur ein bißchen verärgert.«

STUFE 7 **Bekämpfen Sie Depressionen**

Es wäre verständlich, daß Sie in Depressionen verfallen, wenn Sie sich nicht ohne Schmerzen bewegen können, wenn alles, was Sie tun, nur mit gigantischer Anstrengung möglich ist, und wenn Sie sich die ganze Zeit über so *alt* fühlen. Aber Depressionen können Ihre Schmerzen nur verschlimmern und Ihre Gesundung verhindern – also ist es lebenswichtig, daß Sie so schnell wie möglich wieder lächeln. In Kapitel 8 können Sie lesen, wie man mit den psychischen Aspekten der Osteoarthrose umgeht, und wie positives Denken Sie anspornen kann, sich wieder auf den Weg der Besserung zu machen.

STUFE 8 **Nehmen Sie, wenn nötig, die übliche Medizin in Anspruch**

Obwohl die Einnahme von Medikamenten nur der letzte Ausweg sein sollte, sind sie in besonders hartnäckigen Fällen manchmal unerläßlich. Aber Sie sollten wissen, was sie können und was nicht. Informieren Sie sich über die Schmerzmittel im Kapitel 5.

Ein chirurgischer Eingriff kann für diejenigen die letzte Behandlungsmöglichkeit sein, die aufgrund ihrer Osteoarthrose nur noch wenig oder gar kein Knorpelgewebe mehr haben. Manchmal kann eine Operation dazu beitragen, die Schmerzen zu lindern, die Bewegungsfähigkeit des Gelenks zu verbessern und insgesamt das Leben zu erleichtern. Deformierte Gelenke lassen sich operativ wieder ausrichten. Doch selbst wenn Sie sich operieren lassen, ist es empfehlenswert, Glucosamin und Chondroitin einzunehmen. Die beiden Stoffe können dazu beitragen, Sie bis zur Operation so mobil wie möglich zu halten und hinterher Ihre Rehabilitation zu fördern. Manchmal läßt sich mit ihnen ein chirurgischer Eingriff sogar überhaupt vermeiden.

STUFE 9 **Behalten Sie eine positive Einstellung**

Ihre Einstellung gegenüber Ihrem körperlichen Zustand trägt, wie bei jedem anderen Aspekt Ihres Daseins, maßgeblich dazu bei, wie sich die Krankheit entwickelt. Ein neuer medizinischer Wissenschaftszweig, die sogenannte Psycho-Neuroimmunologie, hat gezeigt, daß das Nerven- und Immunsystem und alle Regionen des Körpers auf negative und positive Gedanken reagieren. In einer Studie hat ein Forscher bei UCLA Schauspieler engagiert, die »fröhliche« und »traurige« Szenen darstellten. Selbst wenn die Schauspieler nur *vorgaben, fröhlich zu sein*, stärkte das ihr Immunsystem leicht (meßbar durch die Menge an Immunglobulin A). Wenn sie jedoch Traurigkeit vorgaben, schwächte dies ihr Immunsystem zeitweilig.

Dem Positiven zugewandt zu sein, ist eine ganz spezielle Art von Medizin, die von Wert ist, ungeachtet jeden Leidens, mit dem Sie sich auseinandersetzen müssen. Hier ein paar Vorschläge, wie Sie – psychologisch gesehen – auf der richtigen Fährte bleiben können:

1. Verrennen Sie sich aufgrund Ihrer Erkrankung nicht in irgend etwas. Wenn Sie klagen und fragen: »Warum gerade ich?«, kann das nur Ihre Energie schwächen. Es hält Sie davon ab, Ihr Problem geradewegs in Angriff zu nehmen. Konzentrieren Sie sich auf Ihre Behandlung und nicht darauf, was die Krankheit Ihrem Leben angetan hat. Denken Sie konsequent daran, wie gut Sie sich bald wieder fühlen werden und mit welchem Vergnügen Sie dann all dem nachgehen werden, was Sie früher taten. Die enge Verbindung zwischen Geist und Körper kann man nicht ignorieren.

2. Halten Sie die Beziehungen zu Freunden und zur Familie aufrecht. Vereinsamung ist ein ungeheurer Risikofaktor bei vielen Leiden, vor allem für ältere Menschen. Wer einsam oder isoliert ist, reagiert auf eine Behandlung nicht annähernd so positiv wie andere, die eine gute Beziehung zu Ehepartnern oder Lebensgefährten, zu Familie, Freunden und ihrem gesellschaftlichen Umfeld haben. Bleiben Sie also in Kontakt mit den anderen und mit dem Leben selbst. Gehen Sie so viel wie möglich aus. Wenn Sie das nicht können, laden Sie Ihre Bekannten und Freunde zu sich ein. Es ist sogar hilfreich, wenn Sie sich ein Haustier zulegen – am besten einen Hund, denn der zwingt Sie dazu, täglich mehrmals das Haus für kurze Spaziergänge zu verlassen.
3. Setzen Sie sich ein Ziel. Menschen, die ihr Unglück als Herausforderung empfinden, verbessern damit auf die Dauer gesehen ihre Prognose. Wenn Sie Schmerzen haben, dann helfen Sie anderen, suchen Sie sich kreative Möglichkeiten, um etwas zu vollbringen, wozu Sie sonst nicht fähig wären, und halten Sie nach einem positiven Wink des Schicksals Ausschau. Situationen, die die meisten Leute für hoffnungslos halten, führen oft zum Guten.

Das Positive ist immer da, es wartet darauf, erkannt und genutzt zu werden.

IST DIE ARTHROSE-KUR ERFOLGREICH?

Die Arthrose-Kur ist eine Hoffnung für diejenigen, die in der Vergangenheit nur wenige Behandlungsalternativen hatten. Zumindest eine große Mehrheit der Osteoarthrose-Patienten werden *eine deutliche Erleichterung verspüren und können möglicherweise die unangenehmen Nebenwirkungen vieler »Standardbehandlungen« vermeiden,* die die sonst übliche Medizin zu bieten hat. Hier ein paar Beispiele:

Wenn die 47jährige Kathy Watson morgens aufwachte, waren die Finger ihren rechten Hand steif und taten weh. »Das war nicht weiter schlimm«, meinte sie, »und selbst als meine Knöchel anfingen, so merkwürdig zu knacken, machte ich mir darüber keine Gedanken. Aber dann wurden die Schmerzen im Laufe des folgenden Jahres immer stärker. Das war schlimm für mich, denn ich bin Stenotypistin, ich benutze den ganzen Tag über meine Finger. Es tat dann so weh, daß ich nicht mehr richtig tippen konnte und mit meiner Arbeit nicht mehr nachkam.«

Kathy, eine Musterpatientin, befolgte sorgfältig die Anweisungen der Kur. »Ich bin der Typ, der sich immer eine Liste all dessen macht, was zu erledigen ist, und sich dann eisern daran hält. Ich erfuhr die Diagnose, ich nahm Glucosamin und Chondroitin, und zwar genau in der vorgeschriebenen Dosis und zu den vorgeschriebenen Zeiten. Ich machte die Übungen, ich aß das Richtige, ich dachte positiv. Schon am ersten Tag nach Beginn der Kur fühlten sich meine Finger besser an, und nach ungefähr zwei Wochen waren die Schmerzen weg.«

Doug Stephens ist ein 55jähriger Tanzlehrer. In seiner Jugend tanzte er am Broadway und bei Tourneen in ganz Amerika; er trat in TV-Shows auf und nahm natürlich Ballett- und Jazzdance-Unterricht. »Tanz war für mich immer gleichbedeutend mit Leben«, sagt er. »Ich kann mir einfach nichts anderes vorstellen.« Aber im Alter von 50 Jahren fing das an, daß Doug an verschiedenen Körperstellen Schmerzen bekam, und mit 52 war er gezwungen, das Tanzen aufzugeben. »Ich habe eine Osteoarthrose im Bereich der unteren Wirbelsäule und in beiden Knien«, berichtete er deprimiert. »Konstant habe ich Schmerzen. Zum Glück muß ich meinen Lebensunterhalt nicht mehr durch Tanzen verdienen – ich kann im Sitzen unterrichten. Aber manchmal möchte ich einfach aufspringen und Boogie tanzen.«

Mehrere Ärzte hatten ihm erklärt, er sei noch zu jung für künstliche Gelenke, und so hatten sie ihm außer Medikamenten nichts zu bieten. Doug nahm sie, aber er vertrug sie wegen der Nebenwirkungen nicht. Dann versuchte er es mit der Arthrose-Kur, »weil«, wie er meinte, »sie wenigstens nicht weh zu tun scheint.« Doug war bereits schlank, hielt sich an eine vollwertige Kost und bewegte sich biomechanisch ohnehin richtig.«Also konzentrierte ich mich auf Glucosamin und Chondroitin, 1500 Milligramm pro Tag, und auf positive Gedanken.« Und drei Monate später berichtete er, er sei völlig frei von Schmerzen. »Ich fühle mich so, als hätte ich einen neuen Körper bekommen! Ich tanze mehr mit meinen Schülern, als ich sie theoretisch unterrichte, und im nächsten Monat trete ich tatsächlich wieder in einem Theater auf.«

Die 62jährige Joan Simmons ging dreimal in der Woche zum Aerobic-Unterricht und spielte am Montag und Freitag vormittags Tennis im Verein. Aber als sie Osteoarthrose in der rechten Hüfte bekam, mußte sie ihre Aktivitäten wohl oder übel einschränken. »Ich versuchte, die Sache so lange wie möglich zu ignorieren«, erzählte sie. »Bevor ich Tennis spielte oder zum Aerobic ging, nahm ich Pillen gegen die Schmerzen und legte gleich hinterher Eis auf die Hüfte. Aber dann entwickelte sich aufgrund der Schmerzmittel ein Magengeschwür, und schließlich mußte ich mir eingestehen, daß die Osteoarthrose die Oberhand über mich gewann. Und ich wußte einfach nicht, was ich tun sollte.«

Nachdem Joan mit dem neunstufigen Programm begonnen hatte, war sie begeistert von dem schnellen Erfolg. Fröhlich berichtete sie: »Ein paar Tage, nachdem ich mit der Kur angefangen hatte, wurden die Schmerzen besser. Ich habe konsequent weitergemacht, nur bekam ich das Chondroitin nicht, weil der Drugstore, in dem ich einkaufe, es nicht führte, sondern es erst bestellt werden mußte. Nun sind erst vier Wochen vergangen, und der Schmerz ist zu achtzig Prozent weg! Ich habe mit Volldampf meinen Sport und meine Aerobic-Übungen wieder aufgenommen. Der Drugstore bekam schließlich auch das Chondroitin. Ich nehme es jetzt, um auch noch die restlichen 20 Prozent der Schmerzen loszuwerden.«

Natürlich kommt nicht jeder in den Genuß einer so rapiden und dramatischen Besserung. Robin Michaels hat nach sechs Monaten, in denen sie die Kur befolgte, noch immer arthrotische Schmerzen in der linken Hüfte. »Es ist ein weiter Weg zur Gesundheit«, erklärt die 52jährige Hausfrau. »Sowohl meine Mutter als auch meine Schwester haben künstliche Hüftgelenke eingesetzt bekommen, also dachte ich immer, mir würde das auch nicht erspart bleiben. Die Ärzte wollten, daß ich damit warte, bis ich älter wäre, aber der Schmerz war unerträglich. Ich konnte nicht mehr gehen. Und ich hatte solche Depressionen, daß ich den ganzen Tag über aß. Ich nahm fast fünfzig Pfund zu. Und die Medikamente, die man mir gab, machten nur alles noch schlimmer.«

Robin macht nun seit sechs Monaten die Arthrose-Kur. Ihre linke Hüfte schmerzt noch immer, aber bei weitem nicht mehr so stark. »Ich komme jetzt ganz gut zurecht«, berichtet sie. »Ich bin nicht mehr so deprimiert, also esse ich auch nicht mehr den ganzen Tag. Dreimal in der Woche mache ich meine Übungen, ich gehe auf biomechanisch richtige Weise, so wie man mir das gezeigt hat, und ich bemühe mich um eine positive Einstellung. Und ich habe vierzig Pfund abgenommen, das ist großartig. Ich bin noch nicht hundertprozentig auf dem Damm, aber ich fühle mich wohl. Die Kur schlägt an.«

Auch junge Menschen können ihren Nutzen daraus ziehen. Greg Ostrom ist ein 22jähriger Student, der »nicht viel Sport treibt, nur ein bißchen Softball an den Wochenenden. Seit ich auf dem College angefangen habe, sitze ich viel. Ich verbringe meine ganze Zeit in Vorlesungen, im Labor oder in der Bibliothek. Oder mit Pizzaessen«, sagt er.

Aus unbekannten Gründen bekam Greg heftige Schmerzen in der linken Schulter. Es kam so weit, daß er den linken Arm in der Schlinge tragen mußte, um ihn ruhig zu halten, wenn er ihn nicht im Chemielabor brauchte. »Der Orthopäde wollte operieren, aber ich versuchte es statt dessen mit der Arthrose-Kur, weil ich mir den Arm nicht aufschneiden lassen wollte. Die Schmerzen ließen schon in der ersten Woche nach. In der dritten Woche nahm ich meine Schlinge ab, einige Zeit später warf ich sie weg«, erklärte er lächelnd. »Das ist bestimmt besser als eine Operation.«

Kathy, Doug, Joan, Robin und Greg sind nur fünf der vielen Menschen aller Berufs- und Altersklassen, die an unterschiedlichen Schmerzen litten, denen aber durch die Arthrose-Kur geholfen wurde. Verbesserungen zeigen sich im allgemeinen nach einer bis sechs Wochen, nachdem man mit der Einnahme von Glucosamin und Chondroitin und dem restlichen Programm begonnen hat. Manche nehmen anfangs zusammen mit den Mitteln NSAIDs oder schmerzlindernde Medikamente und hören dann allmählich damit auf. Es ist jedoch ganz wichtig, daß Sie an folgendes denken: Die bloße Einnahme von Glucosamin- und Chondroitinsulfat ist nicht annähernd so wirkungsvoll, als wenn Sie den gesamten Neunstufenplan exakt befolgen. Die Präparate sind nur die Grundlage der Arthrose-Kur.

LABORANALYSE VON GLUCOSAMIN- UND CHONDROITINSULFAT

Nachdem Sie nun bereit sind, die Präparate einzunehmen, stehen Sie vor einer weiteren Aufgabe – nämlich das richtige Glucosamin- und Chondroitinsulfat zu finden. Die Etiketten auf den amerikanischen Flaschen – und um diese geht es hier – sehen alle überzeugend aus, aber nicht alle sind gleich zusammengesetzt und gleich empfehlenswert. Manche halten, was sie versprechen, während andere der Verbesserung bedürften. Wir haben mehrere unterschiedliche Produkte erworben – Glucosamin, Chondroitinsulfat und Glucosamin/Chondroitin-Kombinationen – und sie analysiert, um sie miteinander zu vergleichen.

Die Analyse wurde von der Pharmacokinetics-Biopharmaceutis Laboratorium der Universität Maryland in Baltimore unter der Leitung von James Leslie, Ph. D., Research Associate Professor und Natalie Eddington, Ph. D., Associate Professor, durchgeführt. Dieses unabhängige Forschungslabor der Universität führt Analysen für eine Reihe von Regierungsorganen durch, einschließlich der National Institutes of Health, der Food and Drug Administration und der Environmental Protection Agency, sowie für eine Menge pharmazeutischer Industriefirmen. Dieses Labor und seine Mitarbeiter sind überaus erfahren, und die Verfahren richten sich streng nach den Maßstäben staatlicher und anderer nationaler und industrieller Qualitätsforderungen.

Die Laboranalyse wurde mit den üblichen wissenschaftlichen Verfahren und Prozeduren durchgeführt. Drei Kapseln oder Tabletten einer Charge jedes Produkts wurden analysiert, um sicherzustellen, daß die Resultate übereinstimmen. Die Analyse sollte die in jeder Probe enthaltene Menge an Glucosamin oder Chondroitin feststellen. Es gelang uns nicht, die Menge von N-Acetylglucosamin zu testen.

Die weiter unten stehenden Tabellen enthalten einige der in den Vereinigten Staaten zusammengetragenen und im UMAB-Labor analysierten Proben. Sie wurden sämtlich in Reformkostgeschäften oder Drugstores gekauft. Wir waren überrascht, als wir feststellten, daß bei einigen wenigen Präparaten die Menge Glucosamin oder Chondroitin, die in ihnen wirklich enthalten war, erheblich von der abwich, die auf den Etiketten angegeben war. In den hier abgedruckten Tabellen sind lediglich Produkte aufgeführt, bei der die UMAB-Analyse ergab, daß sie tatsächlich enthielten, was auf den Etiketten angegeben war. Die Tabellen* geben Ihnen detaillierte Informationen über jedes Produkt, einschließlich:

▶ Name und Standort des Herstellers.
▶ Der Form, in der es das Mittel gibt – ob Tablette oder Kapsel.
▶ Der Anzahl von Kapseln/Tabletten, die für eine Dosis erforderlich sind.
▶ Der Menge in Milligramm an Glucosamin und Chondroitin pro Kapsel oder Tablette, entsprechend der Angabe auf dem Etikett.
▶ Der täglichen Dosierung insgesamt.
▶ Des Einzelhandelspreises (Mitte 1996).
▶ Der Anzahl von Kapseln oder Tabletten pro Flasche.

Wenn Sie die Tabelle ansehen, werden Sie feststellen, daß in den USA viele Glucosamin-Produkte auf dem Markt sind, aber

* Wir möchten auch unsere deutschen Leserinnen und Leser über die Situation am amerikanischen Markt informieren und geben deshalb diese Tabellen wieder. Die eine oder der andere sucht vielleicht nach einer Möglichkeit, sich das entsprechende Präparat in den USA zu besorgen. – die Redaktion

relativ wenige Chondroitin- oder kombinierte Glucosamin/ Chondroitin-Produkte. Das liegt wahrscheinlich daran, daß sich die frühen Untersuchungen auf Glucosamin beschränkten, und so wissen mehr Hersteller und Verbraucher zwar einiges über Glucosamin, aber relativ wenige etwas über Chondroitin. Derzeit werden mehrere Studien über die Wirksamkeit der Kombination von Glucosamin und Chondroitin durchgeführt. Wenn die Resultate öffentlich bekannt werden, wird es zweifellos mehr dieser kombinierten Produkte auf dem Markt geben.

Weiterhin wird Ihnen, wenn Sie die Tabellen betrachten, auffallen, daß die Produkte verschiedene Formen von Glucosamin und Chondroitin enthalten. Obwohl die Namen der chemischen Verbindungen, in denen Glucosamin vorliegt (Sulfat, Hydrochlorid, N-Acetyl- und »mit Zusatz von Kaliumchlorid«), verschieden klingen, sind sie im wesentlichen gleich. Bisher ist kein Unterschied bekannt zwischen den Funktionen der verschiedenen Formen von Glucosamin – der Körper wandelt Glucosamin auf die gleiche Weise um. Und derzeit gibt es nichts, was darauf hinweist, daß eine Form besser ist als die andere.

Einstweilen ist es wichtig, sowohl Glucosamin als auch Chondroitin zu sich zu nehmen.

Ganz sicher bedeutet diese Kur nicht das Ende aller arthrotischen Beschwerden, aber sie hat bisher vielen Menschen geholfen, sich von Schmerzen und anderen Symptomen zu befreien. Glucosamin- und Chondroitinsulfat wirken aber nicht so schnell wie Schmerzmittel. Es dauert bis zu sechs Wochen, bevor eine deutliche Besserung spürbar wird. Aber vergessen Sie nicht: Diese beiden Produkte sind lediglich ein Bestandteil der Arthrose-Kur. Die beste Wirkung erzielen Sie, wenn Sie das gesamte Programm durchführen.

KOMBINATIONSPRODUKTE

Gruppen	Firma Ort & Telefon	Darreichungsform	Menge von Glucosamin pro Kapsel/Tablette	Menge von Chondroitin pro Kapsel/Tablette	Kapseln/Tabletten tägl. Dosierung (nach Angabe)	Preis pro Packung	Kapseln/Tabletten pro Packung
Cosamin DS	Nutramax Baltimore, MD (800) 925-5187	Kapsel	500 mg Glucosamin Chlorhydrat	400 mg Chondroitin	3	$ 57.00	90
Joint Fuel	TwinLab Ronkonkoma, NY (800) 645-5626	Kapsel	250 mg Glucosamin Sulfat	17 mg Chondroitin	6	$ 25.95	60

GLUCOSAMINPRODUKTE

Gruppen	Firma Ort & Telefon	Darreichungsform	Menge von Glucosamin pro Kapsel/Tablette	Kapseln/Tabletten tägl. Dosierung (nach Angabe)	Preis pro Packung	Kapseln/Tabletten pro Packung
Arth-X-Plus	Trace Minerals Research Ogden, UT (800) 624-7145	Tablette	87 mg Glucosamin Sulfat	6	$ 21.39	90
Enhanced Glucosamine Sulfate	General Nutrition Corp. Pittsburgh, PA (412) 288-4600	Kapsel	375 mg D-Glucosamin Sulfat	4	$ 19.99	60
Flexi-Factors	Country Life Hauppauge, NY (800) 851-2200 [east] (800) 645-5768	Tablette	63 mg n-Acetyl Glucosamin 63 mg Glucosamin Sulfat	3	$ 16.50	50
Glucosamine Complex	Vitamin Research Products Carson City, NV (800) 877-2447	Kapsel	250 mg Glucosamin Hydrochlorid 250 mg n-Acetyl Glucosamin Sulfat	3	$ 28.95	90
Glucosamine Mega 1000	Jarrow Formulas Los Angeles, CA (800) 726-0886	Tablette	1 mg Glucosamin Hydrochlorid	1 oder 2	$ 22.49	100
Glucosamine Sulfate	TwinLab Ronkonkoma, NY (800) 645-5626	Kapsel	750 mg Glucosamin	2	$ 44.96	90
Glucosamine Sulfate	Great Earth Ontario, CA (800) 284-8243	Kapsel	500 mg Glucosamin Sulfat	1 bis 3	$ 13.99	60

GLUCOSAMINPRODUKTE
(Fortsetzung)

Gruppen	Firma Ort & Telefon	Darreichungsform	Menge von Glucosamin pro Kapsel/Tablette	Kapseln/Tabletten tägl. Dosierung (nach Angabe)	Preis pro Packung	Kapseln/Tabletten pro Packung
Glucosamine Sulfate 500 (Jarrow Formula)	Jarrow Formulas Los Angeles, CA (800) 726-0886	Kapsel	500 mg Glucosamin Sulfat	1 bis 4	$ 27.95	100
Glucosamine Sulfate 500 (The Vitamin Shoppe)	The Vitamin Shoppe North Bergen, NJ (800) 223-1216	Kapsel	500 mg Glucosamin Sulfat mit Potassium Chlorid	3	$ 15.95	60
Joint Factors	TwinLab Ronkonkoma, NY (800) 645-5626	Kapsel	375 mg Glucosamin	4	$ 19.96	60
Nutri-Joint	Vitamin Research Products Carson City, NV (800) 877-2447	Kapsel	300 mg Glucosamin Hydrochlorid 100 mg n-Acetyl Glucosamin	3	$ 38.95	90
Tyler Glucosamine Sulfate	Tyler Encapsulations Gresham, OR (800) 869-9705	Kapsel	500 mg Glucosamin Sulfat	3	$ 38.00	120
Ultra Maximum Strength Glucosamine Sulfate	Nature's Plus Melville, NY (800) 645-9500	Tablette	600 mg Glucosamin Sulfat	3	$ 24.95	60

CHONDROITINPRODUKTE

Gruppen	Firma Ort & Telefon	Darreichungsform	Menge von Glucosamin pro Kapsel/Tablette	Kapseln/Tabletten tägl. Dosierung (nach Angabe)	Preis pro Packung	Kapseln/Tabletten pro Packung
100% CSA (Chondroitin Sulfat A)	TwinLab Ronkonkoma, NY (800) 645-5626	Kapsel	250 mg Chondroitin	1	$ 23.95	60
Chondroitin-4 Sulphate	Cardiovascular Research, Inc. Concord, CA (800) 888-4585	Kapsel	250 mg Chondroitin	2	$ 16.00	60
Purified Chondroitin Sulfates	American Biologics Chula Vista, CA (800) 227-4458	Kapsel	300 mg Chondroitin	1 bis 3	$ 33.90	60

KAPITEL **5**

DAS PROBLEM MIT DEN SCHMERZMITTELN

Was ist ein nichtsteroidales entzündungshemmendes Medikament (NSAID)?

◆

Wie wirken NSAIDs?

◆

Welche NSAIDs werden angewandt, um Osteoarthrose zu behandeln?

◆

Welche Nebenwirkungen und Risiken haben NSAIDs?

◆

Können NSAIDs Osteoarthrose verschlimmern?

◆

Was sind Analgetika?

◆

Welche Nebenwirkungen und Risiken haben Analgetika?

◆

Können die Nebenwirkungen von Analgetika und NSAIDs reduziert werden?

◆

Können NSAIDs mit Glucosamin- und Chondroitinsulfat kombiniert werden?

Glucosamin- und Chondroitinsulfat sind bei Ihrer Osteoarthrose die Behandlung der Wahl, denn sie zielen direkt auf den Kernpunkt des Problems statt die Symptome zu verschleiern. Aber es gibt Zeiten, in denen sind Schmerzmittel unentbehrlich, und aller Wahrscheinlichkeit nach wird Ihr Arzt sie Ihnen auch verschreiben. Bevor Sie jedoch irgendwelche Medikamente schlucken, sollten Sie wissen, was sie bewirken – und mit welchen Nebenwirkungen Sie rechnen müssen.

Es gibt zwar zahlreiche Medikamente mit exotisch klingenden Namen, doch die Mittel, die bei Osteoarthrose üblicherweise verschrieben werden, gehören im allgemeinen in eine von zwei Kategorien:

- »Einfache« Schmerzmittel
- Nichtsteroidale Entzündungshemmer

»Einfache« Schmerzmittel kennen Sie zweifellos. Zu ihnen gehört Paracetamol, das Sie unter Handelsnamen kennen wie Ben-u-ron, Captin, Doloreduct, Enelfa, Mono Praecimed. Auch nichtsteroidale Entzündungshemmer (NSAIDs) haben Sie vermutlich bereits eingenommen: Acetylsalicylsäure z. B. als Aspirin, Diclofenac z. B. als Voltaren, Indometacin z. B. als Amuno, Ibuprofen z. B. als Ibutad usw.

Zwischen Paracetamol und den NSAIDs, die ausgezeichnete schmerzstillende Mittel sind, gibt es wesentliche Unterschiede. Paracetamol ist ein Analgetikum und Antipyretikum, das heißt, es lindert Schmerzen und senkt Fieber. NSAIDs tun ein bißchen mehr, sie bekämpfen zusätzlich noch die Entzündung. Wenn Ihr Gelenk geschwollen und entzündet ist, wird Ihr Arzt Ihnen wahrscheinlich eine Substanz aus der Reihe der NSAIDs verschreiben. Wenn Ihre Schmerzen nicht mit Entzündung verbunden sind, wird sich der Arzt wahrscheinlich für Paracetamol entscheiden, denn es hat weniger Nebenwirkungen als die NSAIDs. Natürlich heißt das nicht, daß Paracetamol keine Nebenwirkungen hätte – nur eben seine eigenen.

Bei einer normalen Dosis von weniger als vier Gramm innerhalb von 24 Stunden wird Paracetamol im allgemeinen gut vertragen und ist unschädlich. Aber wenn es lange Zeit eingenommen wird, kann es die Leber und die Nieren schädigen. Wenn Sie im Jahr öfter als 365mal Paracetamol schlucken, bzw. wenn Sie auf die ganze Lebenszeit berechnet mehr als 1000 Portionen Paracetamol einnehmen, verdoppelt sich das Risiko, daß die Nieren versagen.

Paracetamol spielt bei Osteoarthrose eine Rolle als Schmerzmittel. Wenn aber Ihre Gelenke anfangen zu schmerzen, anzuschwellen und zu versteifen, wird sich Ihr Arzt wahrscheinlich den NSAIDs zuwenden. Es gibt sie in verschiedenen Formen – als Tabletten, Zäpfchen und als Injektion.

Die NSAID-Story

NSAIDs sind für Ärzte, die mit der Behandlung der Osteoarthrose befaßt sind, unentbehrliche Medikamente. Corticosteroide, wie Cortison und Prednison, die oft bei der Behandlung von entzündlichem Rheuma (rheumatoider Arthritis) eingesetzt werden müssen, sind bei der Osteoarthrose entbehrlich.

Aspirin war lange Zeit das bekannteste, weil einzige Mittel dieser Gruppe. Es wurde schon eingenommen, bevor man an das Konzept der NSAIDs überhaupt nur denken konnte. 1798 fand der Reverend Edward Stone heraus, daß ein Extrakt aus Weidenrinde bei 50 seiner Patienten Fieber und Schmerzen dämpfte. Dieser Extrakt wurde dann jahrelang untersucht und weiterentwickelt. Als Ergebnis ging aus diesen Prozeduren ein nichtsteroidales entzündungshemmendes Mittel namens Aspirin hervor. Der Inhaltsstoff von Aspirin ist Acetylsalicylsäure. Dieses ist eine Verbindung aus der Gruppe der Salicylate, Salze der Salicylsäure. Und dieses sind die Substanzen, die auch die Weidenrinde enthält.

In den sechziger Jahren dieses Jahrhunderts wurden andere NSAIDs entwickelt, als erstes Indometacin (z. B. Amuno), dann kam Ibuprofen (z. B. Ibutad, Brufen). Heute gibt es über hundert verschiedene NSAIDs, entweder bereits auf dem Markt oder noch im Stadium der Erforschung. Als einziges »richtiges« NSAID, abgesehen von Acetylsalicylsäure, ist in Deutschland Ibuprofen ohne Rezept frei verkäuflich, und zwar nur in einer Dosierung von weniger als 200 Milligramm pro Tablette. Schon die 400 Milligramm-Tabletten sind verschreibungspflichtig.

NSAIDs wirken dadurch, daß sie im Körper die Produktion von Prostaglandinen blockieren, hormonartige Substanzen, die an den Prozessen beteiligt sind, die Schmerzen und Entzündungen unterhalten. Aber die Prostaglandine haben noch viele andere wichtige und notwendige Aufgaben: Sie spielen eine Rolle bei der Regulierung des Blutdrucks, der Blutgerinnung und der Nierenfunktion und der Produktion von Magensäure. Darum bremst alles, was in die unerwünschten Wirkungen der Prostaglandine eingreift, auch die erwünschten Effekte. Das ist der Grund, weshalb NSAIDs, fortlaufend in hohen Dosen eingenommen, wichtige Körperfunktionen beeinträchtigen und Nebenwirkungen hervorrufen, wie beispielsweise:

- Übelkeit
- Krämpfe
- Verdauungsstörungen
- Durchfall
- Verstopfung
- Empfindlichkeit gegen Sonnenlicht
- Nervosität
- Verwirrtheitszustände
- Benommenheit
- Kopfschmerzen
- Magengeschwüre, Magenblutungen
- Halsentzündung oder Fieber (Das können frühe Zeichen dafür sein, daß die Blutbildung im Knochenmark gestört ist, so daß es zu einer massiven Abwehrschwäche gekommen ist.)
- Schwellung an Fingern, Händen, Füßen; Gewichtszunahme; Probleme beim Harnlassen (Dies alles können Zeichen von Herz- oder Nierenstörungen sein. Sie sollten dies sofort Ihrem Arzt mitteilen.)

- Anaphylaktischer Schock (Seltene, schwere allergische Reaktion. Anzeichen dafür sind: Schwierigkeiten beim Atmen und Schlucken, geschwollene Zunge, Schwindelanfälle, Ohnmacht, Nesselausschlag, geschwollene Augenlider, schneller und unregelmäßiger Herz- oder Pulsschlag, Gesichtsverfärbung. Solche Symptome sind ein Notfall – Sie sollten sofort ärztliche Hilfe anfordern!)
- Hoher Blutdruck

Es gibt zunehmend mehr Beweise dafür, daß NSAIDs unter Umständen die Synthese von Proteoglycanen unterbinden, also wichtigen Molekülen, die Flüssigkeit in den Knorpel befördern. Mit anderen Worten, die Tabletten, die Sie einnehmen, um die Schmerzen bei Osteoarthrose zu stillen, können möglicherweise die Tätigkeit der Proteogylcane einschränken.

Für kurze Zeit gegen Schmerzen und Entzündung eingenommen, können NSAIDs sehr hilfreich sein. Weil sie aber die Schmerzen unterdrücken, können sie zugleich die Symptome Ihrer Osteoarthrose verdecken. Möglicherweise wiegen Sie sich in dem Glauben, Ihre Erkrankung sei jetzt unter Kontrolle, weil sich Ihre Schulter wieder gut anfühlt oder Ihr Knie nicht mehr so geschwollen ist. Aber der Krankheitsprozeß bleibt doch vorhanden, ob Sie nun die Wirkungen spüren oder nicht. Und um alles noch schlimmer zu machen – aus manchen Untersuchungen läßt sich schließen, daß NSAIDs nicht nur das Fortschreiten der Osteoarthrose nicht aufhalten, sondern sie sogar *beschleunigen!*

An den Nebenwirkungen von NSAIDs habe ich ein persönliches Interesse. Meine 93jährige Großmutter hatte seit Jahren aufgrund schwerer Arthrose in den Knien verschiedene NSAIDs genommen. Unglücklicherweise bekam sie davon Nierenprobleme – was bei so alten Menschen überhaupt nicht ungewöhnlich ist. Ich setzte diese Medikamente bei ihr ab, und nun ist die Nierentätigkeit wieder stabil – aber ich wollte, ich hätte schon früher über Glucosamin- und Chondroitinsulfat Bescheid gewußt. Sie wirken ohne erkennbare Nebenwirkungen, selbst auf Dauer.

Beurteilung der Wirksamkeit eines Medikaments

NSAIDs werden nach ihrer »biologischen Halbwertzeit« unterteilt bzw. nach der Zeit, die die Medikamente im Körper therapeutisch ausreichend wirksam sind. Ein NSAID hat entweder eine kurze Halbwertzeit (weniger als 6 Stunden) oder eine lange Halbwertzeit (über 10 Stunden). Beide Typen, die kurz- wie die langwirkenden, haben Vor- und Nachteile.

Kurzzeitig wirkende Medikamente werden im Körper schnell aufgenommen und lindern die Symptome schnell. Daß der Körper sie auch rasch ausscheidet, trägt dazu bei, toxische Reaktionen zu vermeiden. Aber dieses schnelle »Rein und Raus« bedeutet, daß die Medikamente häufiger genommen werden müssen, denn ihre Wirkung ist eben kurzlebig. Das kann den Menschen Probleme machen, die viel beschäftigt oder vergeßlich sind oder sich einfach schwertun, Medikamente einzunehmen.

Langzeitig wirkende Medikamente werden einmal genommen und können für den Rest des Tages vergessen werden. Sie sind das Richtige für diejenigen, die nicht alle paar Stunden Tabletten nehmen wollen oder können. Aber diese Arzneimittel sind erheblich stärker und wirken länger im Körper. Damit steigt das Risiko einer »kumulierten« Toxizität. Das bedeutet, daß sich die unerwünschten Wirkungen steigern, weil die erste Tablette noch wirkt, wenn schon die zweite eingenommen wird. Aus diesem Grund sollen Patienten mit Nierenproblemen und ältere Personen diese Medikamente mit Langzeitwirkung nicht verordnet bekommen. Ein weiterer Nachteil der NSAIDs mit Langzeitwirkung ist, daß sich ein Patient mit starken Schmerzen möglicherweise sehr hilflos fühlt, wenn für ihn die Minuten oder Stunden dahinschleichen, weil er so lange warten muß, bis er die nächste Tablette einnehmen darf – oder er muß ein zweites Mittel zusätzlich schlucken.

Hier sind die am häufigsten verschriebenen NSAIDs und ihre »Wirkungszeit« (Halbwertzeit):

Wirkstoff	Markenname (Beispiel)	Halbwertzeit	
Phenylbutazon*	Butazolidin	68	25 Std.
Oxyphenbutazon**	Phlogase, Phlogont	58	10 Std.
Indometacin	Amuno, Elmetacin, Indo-Phlogont	4,6	0,7 Std.
Ibuprofen	Ibutad, Ibuhexal, Anco	2,1	0,3 Std.
Naproxen	Proxen	14	2 Std.
Piroxicam	Felden, Brexidol	lang wirkend***	
Acetylsalicylsäure	Aspirin, ASS	0,25	0,3 Std.
Diflunisal	Fluniget	13	2 Std.

* Spezifisch angewandt beim akuten Schub der Bechterewschen Krankheit, einer chronischen Polyarthritis oder beim Gichtanfall.
** Ausscheidung erfolgt in zwei Phasen; die erste ist die wichtigste.
*** Es stehen keine Vergleichsdaten zur Verfügung.

Schauen wir uns diese Medikamente einmal näher an.

Phenylbutazon und Oxyphenbutazon sind seit den sechziger Jahren auf dem Markt. Ihre Anwendung ist heute sehr stark begrenzt, denn sie können zwei lebensgefährliche Krankheiten hervorrufen – Agranulozytose und aplastische Anämie. Diese Krankheiten betreffen das Blutbild und entstehen aufgrund einer Störung im Knochenmark. Beide Substanzen scheinen auch schon lupusartige Zustände verursacht zu haben. Phenylbutazon wird nur kurzzeitig angewandt bei der Behandlung von akuten Schüben der Spondylitis ankylosans (Bechterewsche Krankheit) und beim akuten Gichtanfall. Zusätzlich zu den erwähnten Nebenwirkungen können beide Butazone Magenstörungen hervorrufen, ebenso Störungen im Salz- und Wasserhaushalt, was zu rapider Gewichtszunahme führt. Diese Mittel dürfen nicht zusammen mit anderen bei Arthrose angewandten Medikamenten genommen werden, einschließlich Aspirin. Und sie dürfen nicht gemeinsam mit Cortison angewandt werden!

Indometacin lindert mittlere bis schwere arthrotische Schmerzen, ebenso solche bei einer Schleimbeutelentzündung in der Schulter. Die häufigsten Nebenwirkungen dieses Medikaments sind Magengeschwüre, Störungen im Magen-Darm-Trakt, starke Kopfschmerzen, Schwindel, Ausschläge, Ohrgeräusche und Depressionen. Falls Depressionen einsetzen, wird man das Medikament vermutlich absetzen.

Ibuprofen ähnelt in seinen entzündungshemmenden Eigenschaften sehr dem Aspirin. Es wird angewandt, um die Symptome sowohl der Osteoarthrose wie der rheumatoiden Arthritis zu bekämpfen. Die häufigsten Nebenwirkungen, die mit Ibuprofen in Zusammenhang gebracht werden, sind Störungen im Magen-Darm-Trakt, Übelkeit und Erbrechen, Benommenheit und Hautausschläge.

Naproxen ist ein wirkungsvolles Mittel gegen Arthrosesymptome und wird im allgemeinen gut vertragen. Zu den Nebenwirkungen gehören Magen-Darm-Störungen, Magengeschwüre, Schwindelgefühle, Ausschläge und gelegentlich Wasserretention.

Piroxicam hat sich als erfolgreich bei der Behandlung der Symptome bei Osteoarthrose, rheumatoider Arthritis, Gicht und Bechterewscher Krankheit erwiesen. Es wird nur einmal pro Tag genommen, was vergeßlichen oder unwilligen Patienten zugute kommt. Die häufigsten Nebenwirkungen des Medikaments sind Magen-Darm-Störungen und eine erhöhte Empfindlichkeit gegenüber Sonnenlicht, durch die ein juckender Hautausschlag auftreten kann.

Acetylsalicylsäure und Salicylate – Aspirin und die Medikamentenklasse, zu der es gehört, die Salicylate, werden seit über 100 Jahren zur Behandlung von Osteoarthrose, Rheumatismus und so ziemlich jeder Art von Schmerzen eingesetzt. Ursprünglich der Weidenrinde entstammend, blockieren diese Medikamente die Produktion von Prostaglandinen, hormonartigen Substanzen im Körper, die bei Fieber, Entzündungen und Schmerzen eine Rolle spielen. Kleine Mengen Acetylsalicylsäure werden angewandt, um Schmerzen, größere, um Entzündungen zu bekämpfen. Ihre Wirksamkeit bei der Behandlung von Osteoarthrose ist ausgiebig belegt. Natürlich haben Acetylsalicylsäure und andere Salicylate Nebenwirkungen. Patienten hören auf, sie einzunehmen, weil ihr Magen sie nicht verträgt –

das kann von gelinden Störungen bis zu lebensbedrohenden Blutungen reichen. Einige der für gewöhnlich bei osteoarthrotischen Symptomen verschriebenen Salicylate sind:

▶ Acetylsalicylsäure (Aspisol, Aspirin)
▶ Diflunisal (Fluniget)

Phenylbutazon, Naproxen, Piroxicam, Salicylate und alle übrigen: Keines dieser Medikamente kuriert Osteoarthrose wirklich. Sie tragen vielleicht dazu bei, Schmerzen, Schwellungen und Entzündungen zu lindern, und sie erleichtern Ihnen möglicherweise Ihre Beweglichkeit in den Gelenken, aber sie heilen nicht wirklich. Und alle bergen die Gefahr schwerer Nebenwirkungen, die ihre Nützlichkeit begrenzen. Das ist der Grund, warum ihnen Glucosamin- und Chondroitinsulfat um weit mehr als eine »Nasenlänge« voraus sind. Glucosamin und Chondroitin »arbeiten« auf der zellulären Ebene und tragen damit zur Heilung des geschädigten Knorpelgewebes bei. Sie verschleiern das Problem nicht – sie sorgen dafür, daß es verschwindet.

Um fair zu sein – NSAIDs lindern die Schmerzen schneller als Glucosamin- und Chondroitinsulfat, aber das Maß an Erleichterung bleibt immer annähernd gleich, häufig vermindert es sich aber auch mit der Zeit. Wenn Ihre Symptome schwer sind, werden Sie vielleicht eines dieser Schmerzmittel ein oder zwei Wochen lang zusammen mit Glucosamin- und Chondroitinsulfat nehmen wollen, um sie dann allmählich abzusetzen, wenn die beiden Produkte beginnen, die Knorpelmatrix wieder aufzubauen. Natürlich sollten Sie erst Ihren Arzt zu Rate ziehen, bevor Sie mit einer medizinischen Behandlung beginnen oder sie verändern.

VERRINGERUNG DER NEBENWIRKUNGEN

Obwohl, wie gesagt, Nebenwirkungen bei der Einnahme von NSAIDs üblich sind, kann man diese unwillkommenen Gäste oft abwimmeln, sofern man diese Richtlinien beachtet:

- Grundsätzlich sollten Sie alle NSAIDs zusammen mit Nahrung einnehmen. Es ist hilfreich, erst zu essen, dann das Mittel einzunehmen und anschließend weiter zu essen.
- Um die Entwicklung von Magengeschwüren zu verhindern, während Sie NSAIDs nehmen, verschreibt Ihnen Ihr Arzt vielleicht Misoprostol. Wenn Sie schwanger sind, wird Ihnen Ihr Arzt wahrscheinlich ein anderes Medikament verordnen.
- Trinken Sie mindestens einen Viertelliter Wasser, wenn Sie Tabletten oder Kapseln einnehmen, um die Speiseröhren- und Magenwände vor Reizungen zu schützen.
- Legen Sie sich nach Einnahme der Medizin für mindestens eine halbe Stunde nicht hin. Wenn Sie aufrecht bleiben, erleichtert die Schwerkraft das Hinabgleiten der Mittel durch die Speiseröhre.
- Nehmen Sie immer genau die von Ihrem Arzt vorgeschriebene Dosis ein. Verdoppeln Sie sie niemals, selbst wenn Sie einmal eine Dosis ausgelassen haben sollten.
- Schwangere oder stillende Frauen sollten keine NSAIDs einnehmen, es sei denn auf spezielle Anweisung des Arztes und nur unter dessen Kontrolle.
- Trinken Sie keinen Alkohol, während Sie NSAIDs einnehmen; er erhöht das Risiko von Magenproblemen.
- Nehmen Sie kein Paracetamol (wie z. B. Ben-u-ron) oder Acetylsalicylsäure zusammen mit NSAIDs, es sei denn, Ihr Arzt hat es Ihnen ausdrücklich empfohlen.
- Informieren Sie Ihren Arzt über alle sonstigen Medikamente, die Sie nehmen, ob verschreibungspflichtig oder nicht, damit er beurteilen kann, ob sich eines von ihnen mit dem anderen nicht verträgt.
- Falls Sie sich operieren lassen müssen, teilen Sie Ihrem Arzt oder Zahnarzt mit, daß Sie NSAIDs einnehmen, selbst wenn es sich um eine niedrige Dosis handelt. Die Mittel lassen das Blut langsamer gerinnen, so daß es bei Operationen oder dem Ziehen eines Zahns zu Problemen kommen kann.
- Vermeiden Sie das Lenken von Fahrzeugen oder das Bedienen von Maschinen, während Sie NSAIDs nehmen, denn

das kann, wenn auch selten – Benommenheit, Verwirrung oder Schwindel verursachen.
▶ Seien Sie vorsichtig mit direkter Sonnenbestrahlung. Die NSAID-Therapie kann die Empfindlichkeit Ihrer Haut erhöhen.

BEVOR SIE MEDIKAMENTE EINNEHMEN

Medikamente sind mächtige Waffen gegen Notsituationen des Körpers. Aber sie sind keine »zielgenauen Raketen«, die genau wissen, wo sie einschlagen müssen. Viele, viele Menschen haben durch Medikamente, die das falsche Ziel im Körper trafen, Schaden erlitten. Man erwartet, daß Ärzte genau das richtige Medikament in der richtigen Dosis zum richtigen Zeitpunkt aus dem richtigen Grund anwenden. Unglücklicherweise trifft das nicht immer zu. Gelegentlich sind sich Ärzte der Nebenwirkungen eines Arzneimittels nicht bewußt, oder sie vergessen, welches Medikament Sie bereits nehmen, bevor sie ein neues verschreiben. Die Situation wird nun noch schlimmer, weil sich viele Ärzte im Zug von Sparmaßnahmen genötigt sehen, nur bestimmte Sorten von Arzneimitteln zu verschreiben, selbst wenn andere Ihren Bedürfnissen besser entsprächen.

Deshalb liegt es an Ihnen, Fragen zu stellen – und zwar eine Menge – bevor Sie sich mit *irgendeiner* Behandlung einverstanden erklären. Bestehen Sie darauf, daß Ihr Arzt Ihre Fragen gründlich beantwortet. Geben Sie sich mit einem »Machen Sie sich da keine Sorgen« oder »Das würden Sie doch nicht verstehen« nicht zufrieden. Hier einige Fragen, die Sie unbedingt stellen sollten:

▶ Warum brauche ich dieses Medikament?
▶ Welche Nebenwirkungen kann es haben – angefangen von den häufigsten bis zu den unwahrscheinlichsten?
▶ Für wen ist die Gefahr dieser Nebenwirkungen am größten?
▶ Worin bestehen die ersten Warnzeichen, daß ich von den Nebenwirkungen betroffen sein könnte?

- ▶ Gibt es ein anderes Medikament, das meinen Bedürfnissen besser entspricht?
- ▶ Gibt es ein anderes Präparat, das den gleichen Wirkstoff enthält und für mich richtig, aber billiger ist?
- ▶ Wie oft am Tag soll ich das Mittel nehmen? Und wann? Soll ich es zusammen mit Nahrung oder Wasser nehmen oder auf nüchternen Magen?
- ▶ Gibt es irgendwelche Nahrungsmittel oder Getränke, die ich vermeiden sollte, so lange ich das Mittel einnehme?
- ▶ Gibt es irgendwelche Aktivitäten, die ich einschränken oder unterlassen sollte, während ich das Mittel einnehme?
- ▶ Wann sollte die Wirkung des Medikaments einsetzen?
- ▶ Wie kann ich wissen, daß es wirkt?
- ▶ Angenommen, es wirkt, wie lange soll ich es dann noch nehmen?
- ▶ Wenn es nicht wirkt, wie lange soll ich warten, bevor wir es mit etwas anderem versuchen?
- ▶ Gibt es eine nicht-medikamentöse Behandlung, die ich ausprobieren könnte?

Nachdem Sie Ihrem Arzt diese Fragen gestellt haben, vergessen Sie keinesfalls, ihm zu sagen, welche anderen Medikamente, Nahrungsergänzungsmittel oder andere Substanzen Sie bereits einnehmen. Und teilen Sie ihm mit, wenn Sie auf irgendwelche Medikamente oder Substanzen schon einmal allergisch oder überempfindlich reagiert haben. Selbst die geringste Reaktion kann wichtig sein, also zögern Sie nicht, sie zu erwähnen.

Denken Sie daran: Ärzte sind manchmal schnell bei der Hand, Medikamente zu verschreiben. Man kann von Ihnen nicht verlangen, daß Sie alles schlucken, was Ihnen der Arzt verordnet. Fühlen Sie sich berechtigt, Fragen zu stellen. Und wenn Ihnen die Antworten mißfallen, bestehen Sie auf anderen Behandlungsvorschlägen. *Wenn es sich um Ihre Gesundheit handelt, sind Sie der Boß.* Sie haben das Recht, daß alle Ihre Fragen ausgiebig und zu Ihrer Zufriedenheit beantwortet werden, bevor Sie eine Entscheidung treffen.

Wenn Ihr Arzt Ihnen Medikamente gegen Ihre Osteoarthrose verschreiben will, fragen Sie nach Glucosamin- und Chondroitinsulfat. Wenn er von diesen beiden Mitteln nichts weiß, zeigen Sie ihm dieses Buch.

KAPITEL 6

ÜBUNGEN, DIE HILFREICH SIND UND NICHT WEH TUN

Warum sind körperliche Übungen so wichtig?

*Können Übungen geschädigten Gelenken helfen?
Oder sind sie die eigentlichen Verursacher
der Osteoarthrose?*

Kräftigt Gymnastik die Knochen?

*Kann Gymnastik wirklich verhindern,
daß sich Gelenke verformen?*

Welche Übungen sind die besten?

Weshalb ist Dehnung unerläßlich?

Inwiefern reduziert Gymnastik Müdigkeit?

Wie fange ich damit an?

Bill, ein 75jähriger pensionierter Gymnasiallehrer, hatte ein aktives Leben geführt, mit Teenagern gearbeitet, den Garten gepflegt, gezeltet, Wanderungen mit dem Rucksack unternommen und war in seiner Umgebung als »Mann für alles« bekannt gewesen. Wann immer jemand in der Nachbarschaft Probleme mit Rasensprenger, Installation oder Gasheizung gehabt hatte, hatte er sich an den »guten alten Bill« gewandt, der bereitwillig kam, um zur Hand zu gehen.

Als er jedoch siebzig geworden war, wurde die Arthrose, die sich seit einiger Zeit unliebsam in seinem linken Knie bemerkbar gemacht hatte, ziemlich schmerzhaft. Glücklicherweise unterrichtete er nicht mehr – allein das Stehen wäre nicht mehr möglich gewesen. Auch Zelten und Rucksackwanderungen gehörten der Vergangenheit an. Zuerst nahm er diese Veränderungen gelassen hin. Aber binnen kurzem mußte er auch das Gärtnern aufgeben und bewältigte noch nicht einmal mehr die kurze Strecke, die erforderlich war, um einem Nachbarn zu helfen. Ein Freund schlug ihm vor, es mit Wassergymnastik zu versuchen. Das tat er auch, und das Resultat war überraschend. »Übungen im Wasser sind großartig, weil dabei das Körpergewicht weitgehend verringert wird. Seit ich das betreibe, ist mein Knie weit weniger steif, ich hinke nicht mehr so stark, und manchmal habe ich überhaupt kaum noch Schmerzen. Ich glaube, diese Gymnastik ist so, als ob man eine verrostete Türangel ölt und danach, um das Schmieröl zu verteilen, die Tür ein paarmal öffnet und schließt.«

Bills Vergleich hinkt keineswegs. Es mag seltsam klingen, aber eine der besten Therapien gegen Osteoarthrose ist Gymnastik. Die richtigen Übungen können Ihre Symptome mildern, Ihnen dabei helfen, Ihr Gewicht zu reduzieren und Ihre Gelenke zu entlasten. Zudem verbessern Sie die Funktionen Ihres Immunsystems und Ihre Gesundheit insgesamt. Selbst Aerobic-Übungen, die häufig als zu anstrengend bezeichnet werden, können für Menschen mit Osteoarthrose wohltuend sein.

Lange Zeit glaubten die Ärzte, daß Gymnastik Osteoarthrose verschlimmere oder sogar hervorriefe, und rieten davon ab. Vielleicht ist das der Grund, weshalb so wenige, die an dieser

Krankheit leiden, regelmäßig entsprechende Übungen machen. Das ist ein Jammer, denn auf diese Weise entgeht Ihnen eine wirkungsvolle Behandlungsform, die oft sogar auch noch Spaß macht.

ÜBUNGEN SIND WICHTIG

Wir alle haben die Tendenz, uns langsamer zu bewegen, wenn wir verletzt oder krank sind, und unsere normalen Aktivitäten einzuschränken. Oft ist das auch das Klügste, was wir tun können. Aber bei einer Osteoarthrose kann es sich verheerend auswirken, wenn wir allzuviel herumsitzen. Wir sind dafür geschaffen, auf den Beinen zu sein, aktiv zu sein, zu gehen, uns zu bücken, Dinge aufzusammeln, zu jagen oder auf dem Feld zu arbeiten. Unsere Körper sind darauf eingerichtet, Energie zu erhalten und dem Verhungern vorzubeugen. *Atrophie* – das Schwinden ungenutzter Muskulatur und Knochensubstanz, um den Energieverbrauch zu mindern – ist einer dieser Mechanismen. Und genau das geschieht, wenn Menschen mit Osteoarthrose ihre Bewegungen drastisch einschränken. Sie verlieren die Stärke, Spannkraft und Flexibilität ihrer Muskulatur. Die Gelenke sind weniger beweglich, und die Knochen werden dünner, während die Knorpel ausdünnen und weich werden. Wenn das geschieht, schreitet die Osteoarthrose rapide fort.

Gymnastische Übungen tragen dazu bei, die Gelenke gesund zu erhalten. Selbst wenn Glucosamin- und Chondroitinsulfat das Knorpelgewebe wieder aufbauen und die arthrotischen Beschwerden verringern, bleibt es außerordentlich wichtig, weiterhin Gymnastik zu betreiben. Jede Form von Bewegung, ob es sich nun um Gehen, Laufen, Gewichtheben, Schwimmen oder sonst etwas handelt, ist ein wichtiger Bestandteil der ärztlichen Behandlung bei Osteoarthrose. Bewegung bekämpft die schwächenden Auswirkungen dieser Krankheit auf zweierlei Art:

Gymnastische Übungen regen das Fließen der Gelenkflüssigkeit in den Knorpel hinein und aus ihm heraus an. Gelenkflüssigkeit »ölt« und nährt den Knorpel, allein daß es sie gibt, so vermutet man, verlangsamt den Prozeß einer Osteoarthrose. Ihre konstante Bewegung hält den Knorpel feucht, gesund und wohlgenährt. Aber ohne den durch Bewegung und Übungen verursachten Druck fließt die Gelenkflüssigkeit im Knorpel nicht ein und aus. Dann beginnt das Knorpelgewebe auszutrocknen, wird dünner, wie altes Schuhleder, und verliert seine Elastizität. Gymnastische Übungen tragen dazu bei, das zu vermeiden, indem sie die Gelenke »feucht« und wohlgenährt erhalten. (Das erklärt auch, weshalb Osteoarthrosekranke nach einer Zeit mangelnder Aktivität die stärksten Beschwerden haben – das Gelenk wurde eine Zeitlang nicht »geschmiert«. Dieses Phänomen nennt man gelegentlich das »Kinogängerknie«.)

Gymnastik stärkt die unterstützenden Strukturen (Muskeln, Sehnen, Bänder) und fördert die Beweglichkeit, die Stoßdämpfung und die Flexibilität der Gelenke. Kräftige, elastische Muskeln, Sehnen und Bänder können die Wucht der Belastung unserer Gelenke auffangen, die durch unsere Bewegungen entsteht, und helfen den Knochen, den Körper zu stützen. Der Hauptteil der Belastung, die die Gelenke auszuhalten haben, wird auf diese unterstützenden Strukturen übertragen, so daß das Knorpelgewebe unversehrt bleibt. Außerdem sorgen geeignete gymnastische Übungen dafür, daß der ganze Körper besser beweglich ist (bessere »Biomechanik«).

Und das ist noch nicht alles. Gymnastische Übungen haben für Körper und Gemüt folgende Vorteile:

- ▶ Sie fördern unsere körperlichen Fähigkeiten.
- ▶ Sie vermeiden, daß sich Gelenke verformen.
- ▶ Sie tragen zur emotionalen Gesundheit bei.
- ▶ Sie reduzieren Streß.
- ▶ Sie fördern den Schlaf.
- ▶ Sie helfen, sich zu entspannen.
- ▶ Sie verbessern die allgemeine körperliche Verfassung (d. h., sie kräftigen die Muskulatur und reduzieren das Gewicht).
- ▶ Sie verbessern die Abwehrkraft gegenüber Krankheiten.
- ▶ Sie fördern die sexuellen Funktionen, innere Zufriedenheit und das Aussehen.

▶ Sie stärken die Ausgeglichenheit.
▶ Sie tragen dazu bei, seine Unabhängigkeit zu bewahren.

Wenn es an regelmäßigen körperlichen Übungen mangelt, entwickeln sich sehr oft hoher Blutdruck, Übergewicht, Diabetes und Herzkrankheiten. Eine vorwiegend sitzende Lebensweise ist in den Vereinigten Staaten gleich nach dem Rauchen der häufigste Risikofaktor für Krankheiten, die dann zum Tode führen. Wenn hier in Deutschland die Bewegung auch noch nicht so vollkommen aus dem Alltag verbannt ist wie in den USA, so werden die meisten Menschen den Erfordernissen ihres Körper aber doch nicht mehr gerecht. Für vierzehnstündige Sitzmarathons ist unser Körper einfach nicht gebaut! Selbst die einfachste Körperübung kann ungeheuer hilfreich sein. Wie wichtig es ist, zu gehen oder Wassersport zu treiben, wurde an Hand einer Studie an der Universität von Missouri nachgewiesen. Von den 120 Versuchspersonen hatten 80 Osteoarthrose. Die Teilnehmer wurden aufs Geratewohl in zwei Gruppen geteilt: Das Übungsprogramm der einen Gruppe bestand entweder aus Gehen oder Schwimmen, bei dem der Körper ausdauernd, aber nicht erschöpfend gefordert wurde (aerobische Übungen); das der Kontrollgruppe bestand aus nicht-aerobischen Bewegungsübungen. Jede Gruppe versammelte sich dreimal pro Woche für eine Stunde und zwar insgesamt drei Monate lang. Die Resultate waren eindrucksvoll. Am Ende der Studie stellte sich heraus:

▶ Die Gruppe mit aerobischen Übungen wies nach zwölf Wochen deutlich bessere Ausdauerleistungen auf, konnte länger gehen und war körperlich erheblich aktiver.
▶ Verglichen mit zwei Studien, deren Teilnehmer Medikamente bekommen hatten, erzielten die Teilnehmer an dem Versuch mit körperlichen Übungen mindestens ebenso gute Resultate.

Wenn also einfache gymnastische Übungen Schmerzen reduzieren und die Bewegungsfähigkeit steigern können – dann stellen Sie sich bloß vor, was ein volles Übungsprogramm bewirken kann!

KÖRPERLICHE ÜBUNGEN KRÄFTIGEN DIE KNOCHEN

Knochen sind nicht wie die Säulen, die Brücken oder die Tragbalken eines Gebäudes abstützen. Säulen und Balken sind statisch – sie verändern sich nicht. Aber Knochen verändern sich immerzu. Die *Osteoklasten* in ihnen zerstören alte Knochenzellen, während die *Osteoblasten* neue aufbauen. Knochen sind dynamisch, nicht statisch; sie reagieren auf die wechselnden Anforderungen, die an sie gestellt werden, mit permanenten Veränderungen. In diesem Sinn ähneln sie sogar den Muskeln: Als Reaktion auf stärkere Belastung werden sie dicker und kräftiger. Das ist auch der Grund, warum korpulentere Menschen zu einem stärkeren Knochenbau neigen: Sie sind so viel Belastung ausgesetzt. Damit soll natürlich nicht gesagt sein, daß es ratsam ist, an Gewicht zuzunehmen, nur um stärkere Knochen zu bekommen.

Jahrelange Studien haben ergeben, daß regelmäßige gymnastische Übungen die Dichte der Knochen fördern und sie dadurch stärken. Aber nicht jede Übung bewirkt das. Die beiden Möglichkeiten, Knochen stärker und dicker werden zu lassen, sind *Belastungsübungen* und *Kräftigungstraining*.

Belastungsübungen beziehen sich auf die Schwerkraft. Das bedeutet, daß Ihre Knochen Sie entgegen dem Zug der Schwerkraft aufrechterhalten müssen. Gehen ist eine Belastungsübung für Füße, Beine und Hüften. Die Wirkung der Schwerkraft läßt nach, je weiter Sie am Rückgrat entlang nach oben kommen. So hat zum Beispiel Ihr Hals nur das Gewicht Ihres Kopfes zu tragen, aber der Rücken muß die Last des Kopfes, der Arme und des Rumpfs abstützen. Und die Füße sind dem Gesamtgewicht ausgesetzt. Im allgemeinen betreffen Belastungsübungen mehr den Unter- als den Oberkörper. Das heißt aber nicht, daß sie für den Oberkörper nutzlos sind, denn einen Teil der Last übernimmt er ja doch.

Die zweite Sparte der Übungen, die die Knochen stärkt, ist das Kräftigungstraining. Dazu gehört das wiederholte Heben oder Bewegen eines Gewichts, bis die Muskeln Zeichen der Ermüdung zeigen, freie Gewichte wie Hanteln oder Kugelstangen anzuheben, oder Maschinen oder Geräte zu benutzen, bei denen man gegen einen Widerstand arbeiten muß.

Von einem Kräftigungstraining spricht man, wenn Sie die Gewichte nicht öfter als 15mal anheben. Wenn Sie das ganze öfter als 15mal wiederholen, wird die Übung zum *Muskel-Dauerleistungstraining*. Das hat ebenfalls seine guten Seiten, aber es ist nicht annähernd so wirkungsvoll, was die Verbesserung der Kräfte, der Muskeln und der Knochenmasse angeht. Wenn Sie also ein Kräftigungstraining betreiben wollen und feststellen, daß Sie die entsprechende Übung öfter als 15mal durchführen können, ohne Ihre Muskulatur zu ermüden, dann sollten Sie lieber eher das Gewicht erhöhen, als die Übungen öfter zu wiederholen.

ALLES ÜBER GYMNASTIK UND FITNESS

Eines der Hauptziele körperlicher Übungen ist, die allgemeine Fitneß zu verbessern. Es gibt sieben Kennzeichen der Fitneß:

▶ Kraft
▶ Ausdauer
▶ Beweglichkeit
▶ Balance
▶ Spezifisch sportliche Fitneß
▶ Energie
▶ Schnelligkeit

Nur die ersten vier Charakteristika sind für die Gesundheit nötig und um Osteoarthrose vorzubeugen. Werfen wir also einen genauen Blick auf diese ersten vier:

Kraft

Sind Ihre Beine so kräftig, daß Sie mühelos von einem Stuhl aufstehen können? Können Sie leicht volle Einkaufstüten hochheben? Können Sie ausschließlich mit Hilfe Ihrer Arme einen Klimmzug machen? Können Sie sich auf den Boden kauern und sich ohne Hilfe Ihrer Hände auf einem Bein erheben? Um all das zu tun, brauchen Sie Kraft.

Kraft ist unerläßlich, damit die Gelenke Stöße abfedern können, die Knochen gesund bleiben und Osteoporose verhütet wird, um zu gehen, um Krankheiten etwas entgegensetzen zu können, um sein Gewicht halten oder abnehmen zu können. Sie ist auch wichtig, um Verletzungen zu vermeiden; wenn Sie beispielsweise nicht stark genug sind, um etwas anzuheben, können Sie sich körperlichen Schaden zufügen, wenn Sie es auf die falsche Weise versuchen.

Sie können Ihre Kräfte steigern, indem Sie Gewichte heben (freie Gewichte und Geräte), Felsen erklettern, schwere manuelle Arbeit verrichten und mit jeder Aktivität, die Ihre Muskeln nach ein paar Wiederholungen ermüden läßt.

Ausdauer

Geht Ihnen die Luft aus, wenn Sie bergauf gehen? Können Sie Ihren Häuserblock umrunden? Können Sie einen Kilometer weit gehen? Anderthalb Kilometer? Wenn Sie eine weite Strecke zurückgelegt haben, klopft dann Ihr Herz so heftig, daß Sie anhalten müssen?

Sehr einfach ausgedrückt, ist Ihre Ausdauer die Fähigkeit, sich weiterzubewegen, auch wenn Sie müde sind. Übungen, die das verbessern (einschließlich Ihrer Atmung und Muskulatur) haben viele verschiedene Vorteile: Sie verstärken die Stoßdämpfung in Ihren Gelenken, fördern die Gesundheit der Knochen (Vorbeugung gegen Osteoporose), erleichtern es Ihnen, Ihr Gewicht zu halten und verhüten Schlaganfall und Herzleiden. Zügiges Gehen, Rennen, Radfahren, Schwimmen, Treppensteigen, Langlaufskifahren, Rudern, bestimmte Formen des Tanzens, viele Sportarten plus Aerobic und Steptanz können Ihre Ausdauerleistung und Ihren Kreislauf verbessern. Alles, was Ihren Herzschlag beschleunigt und was Sie mindestens 15 bis 20 Minuten konstant beibehalten können, gilt als aerobisches Training, das die Ausdauerleistung fördert.

Beweglichkeit

Können Sie mit aneinandergelegten Beinen auf dem Boden sitzen, die Knie durchgedrückt, und mit den Fingern Ihre Zehen berühren? Wenn Sie sich bücken, um etwas aufzuheben, scheint sich da Ihr Rücken nur im unteren Bereich zu beugen? Können Sie jeden Fleck auf Ihrem Rücken, an dem es Sie juckt, mit der Hand erreichen?

Gute Beweglichkeit ist lebensnotwendig. Regionen, die relativ unbeweglich sind, verursachen übermäßigen Streß und erfordern Anstrengung in anderen Teilen des Körpers. Das kann zu Veränderungen im Biomechanismus, zu Überkompensation und Osteoarthrose führen. Außerdem werden unbewegliche Gewebe leichter gezerrt oder überdehnt.

Übungen, die Ihre Flexibilität verbessern, finden Sie im Yoga, bei Dehnübungen aller Art, im Ballett und anderen Arten des Tanzens und in den meisten Formen östlicher Kampf- und Verteidigungssportarten.

Balance

Fällt es Ihnen schwer, Ihr Gleichgewicht zu halten? Müssen Sie sich gelegentlich an einem Möbelstück abstützen, um sich aufrecht zu halten? Können Sie die Balance halten, wenn Sie mit geschlossenen Augen auf einem Bein stehen?

Ein guter Gleichgewichtssinn und Beweglichkeit erlauben Ihnen, mit zunehmendem Alter Ihre gewohnten Aktivitäten beizubehalten und tragen außerdem dazu bei, Stürze zu vermeiden. Wer sich im Gleichgewicht halten kann, verbessert außerdem die Biomechanik seines Körpers, weil es besser gelingt, Stöße zu »verteilen« und dadurch zu dämpfen.

Zu gymnastischen Übungen, die die Beweglichkeit und den Gleichgewichtssinn fördern, gehören Yoga, Ballett und andere Formen des Tanzens, die meisten östlichen Kampf- und Verteidigungssportarten und Sportarten, bei denen schnelle Richtungswechsel erforderlich sind, wie etwa Tennis.

Spezifisch sportliche Fitneß

Haben Sie einen ausgesprochen guten Golfschlag? Ist Ihr Aufschlag im Tennis schnell, hart und präzise?

Spezifisch sportliche Fitneß-Übungen sind sehr zweckmäßig, um Verletzungen zu vermeiden und im weiteren auch Osteoarthrose, die möglicherweise dadurch hervorgerufen wird. Falls Sie sich auf keine bestimmte Sportart festgelegt haben, brauchen Sie sich wegen spezifisch sportlicher Trainingsübungen nicht den Kopf zu zerbrechen. Aber wenn doch, so sorgen Sie dafür, daß Ihr Körper über ausreichend Spannkraft verfügt und gut vorbereitet ist. Um die spezifisch sportliche Fitneß zu fördern, dienen der Sport selbst und das dazugehörige spezielle Training. Auch nicht spezifisches Training kann hilfreich sein – zum Beispiel Fußball spielen, um die eigene Präzision auf dem Platz zu schulen.

Energie und Schnelligkeit

Können Sie rennen und schnell über eine Hürde springen? Wie weit können Sie einen Baseball werfen oder einen Golfball schlagen? Wie schnell können Sie 50 Meter laufen?

Obwohl Energie und Schnelligkeit heutzutage nicht mehr notwendig sind, um zu überleben oder um Osteoarthrose zu vermeiden, sind sie doch bei vielen sportlichen Aktivitäten wichtig, um gute Leistungen zu erbringen. Zu Übungen, die Kraft und Energie fördern, gehören *schnelles* Gewichtheben, Rugby- und Fußballtraining und ballistische Aktivitäten. Zu den Übungen, die die Schnelligkeit steigern, gehören jede Art von Sprints (ob zu Fuß, auf Skiern, auf dem Rad, auf Schlittschuhen usw.) und spezifisches Schnelligkeitstraining.

DIE SPARTEN SIND MITEINANDER VERBUNDEN

Das Faszinierende an den sieben verschiedenen Sparten des Fitneßtrainings – und an den vier, mit denen wir hier befaßt sind – ist, daß sie im allgemeinen in demselben Maß verlorengehen, wenn wir älter werden und wenn unsere Aktivität nachläßt. Gleichgewichtssinn, Beweglichkeit, Kraft und Ausdauer, sie alle schwinden, wenn man sie nicht einsetzt. Glücklicherweise beschränken sich die meisten Arten von Gymnastik nicht nur auf ein Gebiet. So kann zum Beispiel Gehen die Ausdauer- und die Muskelleistung verbessern und zugleich Gleichgewichtssinn und Beweglichkeit fördern. Ein Tennisspiel kann sich günstig auf die Ausdauer, die Beweglichkeit und das Gleichgewicht, Schnelligkeit und Energie auswirken.

AEROBIC, JOGGING, GEWICHTHEBEN – ODER WAS?

Selbst wenn Sie bereits Osteoarthrose haben und Ihre Beweglichkeit in einem oder mehreren Gelenken eingeschränkt ist, können Sie doch noch viele gymnastische Übungen machen. Aber bevor Sie sich zu bestimmten Übungen entschließen, denken Sie darüber nach, worauf Sie hinauswollen. Ein Übungsprogramm für Osteoarthrose sollte zweierlei bewirken: Die tragenden und stützenden Strukturen des betreffenden Gelenks kräftigen und den Bewegungsbereich des Gelenks erweitern.

▶ *Die stützenden und tragenden Strukturen kräftigen.* Es gibt viele Möglichkeiten, die Muskeln, die mit Ihren Gelenken zusammenarbeiten, zu kräftigen. Alles, was irgendwie mit Heben zusammenhängt, stärkt die Muskulatur, angefangen vom Umräumen Ihres Vorratschranks bis zum Gewichtstraining. Gehen, Joggen, Radfahren, Tanzen und alles übrige, was den Körper von einem Ort zum anderen befördert, ist gut für die Beinmuskeln. Schwimmen fördert hervorragend die Spannkraft in Schultern, Rücken, Armen und Beinen. Wenn Sie gerne gehen, aber zugleich auch Ihren Armen ein bißchen Arbeit zukommen lassen wollen, so tragen Sie kleine Lasten in den Händen oder legen sich Handgelenksgewichte an. Und vergessen Sie einen sehr wichtigen Partner nicht – Ihr Herz. Ein gutes aerobisches Training sollte das Herz heftiger schlagen lassen und Ihren Atem beschleunigen. Dann stärkt es sowohl das Herz wie auch Ihren Kreislauf, gestattet Ihnen, die Intensität Ihrer Übungen zu erhöhen und damit auch das Maß Ihrer Fitneß. Zudem hilft es Ihnen, Ihr Gewicht zu halten und kann Ihnen emotionalen Auftrieb geben.

▶ *Den Bewegungsbereich eines Gelenks erweitern.* Ein Gelenk zu benutzen ist schon allein eine Methode, um seinen derzeitigen Bewegungsspielraum zu erhalten. Wirkungsvoller, um diesen Bewegungsspielraum zu erweitern, ist aber Dehnung. Sachtes Dehnen trägt dazu bei, die Muskulatur zu lockern, während die Sehnen und Bänder zugleich elastischer werden. Dies wiederum bedeutet, daß sich Ihre Gelenke leichter bewegen lassen. Dehnungsübungen verbessern die gesamte Funktion der Gelenke, lindern Schmerzen und lockern Verspannungen. Wenn Sie akute Gelenkschmerzen haben, können Sie die Übungen auch im Schwimmbad machen. Dehnungsübungen können sich so positiv auswirken, daß Sie dadurch sogar eine gelassenere Lebenseinstellung bekommen und ruhiger schlafen. Also – behalten Sie sie regelmäßig bei!

Die meisten Osteoarthrose-Kranken können solche kräftigende, aerobische, den Gleichgewichtssinn fördernde und dehnende Gymnastik gefahrlos und wirkungsvoll ausüben. Trotzdem: *Gesunder Menschenverstand und Maßhalten sollen dabei immer die Richtschnur sein.* Bitten Sie Ihren Arzt oder Physiotherapeuten, für Sie ein Programm zu entwerfen, das auf Ihre spezifischen Bedürfnisse zurechtgeschnitten ist. Wenn Sie einen akuten Schub Ihrer Erkrankung durchmachen, wird Ihr Arzt Ihnen vielleicht empfehlen, Ihre Übungen im Wasser zu machen, um Ihre Gelenke zu entlasten, oder sie vorübergehend überhaupt einzustellen. Denken Sie daran, daß es immer ratsam ist, Ihren Arzt zu konsultieren, bevor Sie Ihren normalen Übungsplan wieder aufnehmen.

Entwerfen Sie Ihr Übungsprogramm

Gymnastik scheint eine ganz simple Sache zu sein – ziehen Sie Ihre Turnschuhe an und turnen Sie, bis Sie schwitzen. Aber die richtigen Übungen herauszufinden, die Ihre Knochen und die stützenden und haltenden Strukturen kräftigen, kann schon ein bißchen komplizierter sein. Angenommen, Sie haben schon ein oder mehrere geschädigte Gelenke, gezerrte Sehnen oder Bänder und möglicherweise ungleichmäßig beanspruchte Muskeln, so ist es angebracht, daß Sie zunächst einmal die Hilfe Ihres Arztes in Anspruch nehmen, der Ihren Allgemeinzustand, was Fitneß und Kräfte betrifft, beurteilen kann. Er sollte Ihre Muskelkraft, Ihre Beweglichkeit und auch Ihre Fähigkeit beurteilen, so einfache Aufgaben wie das Treppensteigen (hinauf und herunter) zu bewältigen. Danach wird er Ihnen wahrscheinlich einen Physiotherapeuten empfehlen, der für Sie ein Übungsprogramm entwirft, das auf den einzelnen Angaben Ihres Arztes basiert. Und dann wird er Sie durch eine Reihe von Übungen geleiten, die eigens für Sie zusammengestellt sind. Schriftliche Anleitungen sind nützlich, wenn Sie keine signifikanten körperlichen Probleme haben. Es gibt aber kaum Leitfäden mit Programmen für Menschen, die gravierende körperliche Einschränkungen haben. Und »Kochrezepte«, die für nicht wesentlich Behinderte geeignet sind, sollten diejenigen meiden, die Gelenkprobleme haben.

Im übrigen: Es ist ganz einfach, die Übungen in Ihre tägliche Routine einzubauen. Sie können z. B. Ihren Wagen weiter entfernt parken als üblich und dafür eine größere Strecke zu Fuß gehen, oder statt eines Aufzugs die Treppe benutzen. Selbst Gartenarbeiten sind gesunde Übungen.

Ihr Fitneß-Programm sollte so zusammengestellt sein, daß Sie zunehmend intensivere Übungen eine längere Zeit ausführen, ohne daß es zu Zerrungen oder gar Verletzungen durch gewaltsam erzwungene Bewegungen kommt. Das Programm sollte Komponenten enthalten, die zumindest die ersten vier Sparten der Fitneß (Kraft, Ausdauer, Beweglichkeit und Balance) mit einbeziehen. Während Sie üben, denken Sie an folgende Tips:

- ▶ Es gibt eine grundlegende Regel für Menschen mit Osteoarthrose: *Üben Sie niemals so, daß die Gelenke schmerzen!* »No pain, no gain« (kein Schmerz, kein Nutzen) gilt für einen Muskelkater, nicht für Gelenkschmerzen.
- ▶ Hören Sie auf Ihren Körper. Üben Sie nicht weiter, wenn Ihnen schwindlig oder schlecht wird, wenn Sie außer Atem geraten oder Ihre Brust schmerzt oder Sie sich dort beengt fühlen.
- ▶ Übertreiben Sie das ganze nicht; Sie könnten sich schaden. Es ist ein Unterschied, ob man ein bißchen mehr tut, um eine Besserung zu erreichen, oder ob man die Sache auf die Spitze treibt und sich dabei verletzt. Lernen Sie, das auseinanderzuhalten.
- ▶ Atmen Sie bewußt, während Sie üben. Die meisten Menschen halten den Atem an, wenn sie sich anstrengen. Doch das sollten Sie nicht tun. Ihr Körper braucht *mehr* Sauerstoff, während Sie Gymnastik treiben, nicht weniger. Der Blutdruck steigt schlagartig, wenn Sie sich körperlich anstrengen und dabei den Atem anhalten. (Normaler Blutdruck liegt bei 120/80 – olympische Gewichtheber haben gelegentlich ihren Blutdruck bis zu 480/320 hinaufgetrieben!) Wenn Sie den Atem anhalten, sammelt sich zudem Milchsäure in der Muskulatur an. Das verstärkt den Muskelkater, den Sie am nächsten Tag haben werden.
- ▶ Wenn Sie mit Ihrem Übungsprogramm beginnen, werden Sie anschließend wahrscheinlich erschöpft sein, sich un-

wohl fühlen und außer Atem sein. Nehmen Sie es mit Fassung hin, aber machen Sie so lange weiter, wie Sie können. Ihr Körper wird sich schließlich anpassen. Bald werden Sie überrascht sein, was Sie alles zustande bringen.
▶ Schalten Sie nach der Gymnastik langsam ab. Lassen Sie Ihren Körper nicht schlagartig abkühlen, nachdem Sie ihn angestrengt haben. Dehnen Sie sich statt dessen, gehen Sie, schlenkern Sie Arme und Beine. Bleiben Sie, wenn möglich, erst einmal auf den Beinen, setzen Sie sich nicht zu früh hin.

Kommen wir nun zu ein paar speziellen Formen körperlicher Bewegung. Gehen, Radfahren und Wassergymnastik sind die drei Methoden, die viele Arthrotiker als Fitneßtraining sowohl als hilfreich als auch als angenehm empfinden. (Gewichtheben ist ebenfalls ein entscheidender Teil der Behandlung, bedarf jedoch eines ausgedehnten Trainings und ist schwieriger richtig zu bewältigen.) Sehen wir einmal, was jede einzelne Form zu bieten hat:

Gehen

Gehen ist vielleicht die einfachste und leichteste aerobische Übung. Wie andere aerobische Aktivitäten veranlaßt es das Herz, schneller zu schlagen, und Ihr Atem wird tiefer. Dies wiederum stärkt Ihren Kreislauf, verbrennt Fett und erhöht insgesamt die Spannkraft und verbessert den Allgemeinzustand Ihres Körpers. Aber Sie müssen ein bißchen mehr tun, als nur bequem dahinzuschlendern, um Ihren Herzschlag zu beschleunigen. Sie müssen zwar nicht joggen oder rennen, aber Sie müssen zügig gehen. Aerobisches Gehen kann für den Körper ebenso gut sein wie Laufen oder Radfahren. Sie verbrennen beim Gehen derselben Strecke ungefähr die gleiche Anzahl Kalorien wie beim Laufen.

Gehen ist eine körperliche Bewegung mit geringer Stoßwirkung, die die Gelenke wenig belastet, weil sie nicht mit solcher Wucht getroffen werden wie beim Laufen durch Aufschlag

Ihrer Füße auf dem Boden. Eine Ausnahme gilt allerdings für diejenigen, die sehr schnell gehen. Bei einer Geschwindigkeit von ca. 8 km pro Stunde ist die Stoßwirkung auf die Gelenke ähnlich, ob Sie nun gehen oder joggen. Gehen ist billig und bedarf kaum einer anderen Ausrüstung als eines Paars bequemer Schuhe. Zudem ist es erfreulich, Sie können es gemeinsam mit einem Freund oder einer Freundin tun. Denken Sie aber daran, den raschen Schritt beizubehalten, um in den Genuß all der so wichtigen aerobischen Wohltaten zu kommen.

Um sicher zu sein, daß Sie auch wirklich schnell genug gehen – aber nicht zu schnell – versuchen Sie es mit dem Test des Redens und Singens: Wenn Sie, während Sie gehen, in der Lage sind zu reden, ohne nach Luft schnappen zu müssen, aber Ihr Atem nicht ausreicht, um zu singen, dann halten Sie das richtige Tempo ein. In diesem Geschwindigkeitsbereich zu gehen, hat viele Vorteile:

- Es erhöht die Ausdauer.
- Es verbessert das Wohlbefinden.
- Hüften, untere Gliedmaßen und möglicherweise der Rücken werden beweglicher.
- Die Durchblutung des Herzens wird besser.
- Die Lungenkapazität steigt.
- Die Muskulatur in den unteren Extremitäten und im Rücken wird gestärkt.
- Sie nehmen an Gewicht ab.
- Die Knochen in den Beinen und Hüften werden gefestigt.
- Der Gleichgewichtssinn verfeinert sich.
- Meist lassen die arthrotischen Schmerzen nach.

Aber bevor Sie die Füße auf die Straße setzen, denken Sie daran:

- Konsultieren Sie Ihren Arzt. Fragen Sie ihn, wie lange und wie zügig Sie gehen sollen.
- Tragen Sie bequeme Schuhe, Socken, die den Schweiß auffangen, und lockere, angenehme Kleidung.
- Wärmen Sie sich ein paar Minuten lang auf, bevor Sie zu ge-

hen beginnen, vielleicht mit einer paar leichten aerobischen Übungen, um den Kreislauf anzuregen. Hüpfen Sie auf der Stelle und heben Sie abwechselnd die Knie hoch. Einfache Dehnübungen tragen ebenfalls dazu bei, die Muskeln, Sehnen und Bänder zu lockern, damit sich ihre stoßdämpfende Wirkung erhöht, während Sie gehen. Außerdem können Sie die Arme kreisen lassen und die Zehen mit den Fingern berühren – aber übertreiben Sie es nicht! Nach dem Gehen entspannen Sie sich für ein paar Minuten. Das ist dann die Zeit, sich erneut zu dehnen, um die Biegsamkeit Ihres Körpers zu fördern. (Siehe *Dehnung* auf Seite 129)
▶ Verlängern Sie allmählich die Strecke, die Sie gehen. Am Anfang machen Sie vielleicht lieber ein paar kurze Spaziergänge pro Tag als einen längeren Gang.
▶ Gehen Sie auf glatter, solider Oberfläche – auf Parkwegen, Promenaden, Asphalt- oder Joggingpfaden, um Stürze und Verletzungen zu vermeiden – so lange bis Sie ein Profi geworden sind.
▶ Gehen Sie aus Sicherheitsgründen bei Tag und nicht bei Nacht.

Die meisten Menschen mit Osteoarthrose können ohne große Beschwerden gehen. Aber wenn Sie ernsthaft Hüft-, Knie-, Knöchel- oder Fußbeschwerden haben, ist Gehen möglicherweise nicht die beste Übung für Sie. Bitten Sie Ihren Arzt oder Physiotherapeuten, Ihnen andere Übungen vorzuschlagen, die mehr auf Sie zugeschnitten sind – so wie Radfahren zum Beispiel.

Radfahren

Radfahren bietet viele der Vorteile des Gehens. Aber da Ihre Füße und Beine beim Treten in die Pedale nicht auch noch Ihr Körpergewicht tragen müssen, werden die Gelenke weniger belastet. Menschen mit ernsthaften Formen der Osteoarthrose in Hüften, Knien und Füßen ziehen also vielleicht das Radfahren dem Gehen vor. Aber bedenken Sie, es ist nur ein begrenzt belastender Sport, also nicht die beste Methode, Knochenstärke und -dichtigkeit aufzubauen.

Trotzdem ist Radfahren bestens geeignet, um die Kondition zu verbessern. Es kräftigt die Oberschenkelmuskulatur (vor allem den Quadriceps an der Streckseite) noch schneller als das Gehen. Diese Muskeln helfen Ihnen, vom Stuhl aufzustehen, und sie sind entscheidend für die Stoßdämpfung. Mehr noch, Radfahren gehört zu den Hauptübungen, die Patienten mit Knieproblemen zu empfehlen sind.

Ob Sie nun auf einem Ergometerrad zu Hause oder einem normalen Rad im Freien fahren, denken Sie daran:

- ▶ Wärmen Sie sich langsam, für mindestens fünf bis zehn Minuten auf dem Fahrrad auf, bevor Sie Steigungen in Angriff nehmen oder, falls Sie das Fahrradergometer benutzen, zusätzlichen Widerstand einschalten.
- ▶ Stellen Sie den Sitz so ein, daß Ihre Knie noch leicht gebeugt sind, wenn die Pedale seinen untersten Punkt erreicht hat.
- ▶ Achten Sie darauf, daß Sie die Pedale ohne viel Mühe treten können. Zusätzlicher Widerstand ist gut, solange Sie ihn bewältigen können. Wenn Sie ein Fahrradergometer benutzen, schalten Sie nicht so viel Widerstand ein, daß Ihre Tretgeschwindigkeit unter 60 Umdrehungen pro Minute sinkt.
- ▶ Halten Sie sich im Zaum, vor allem am Anfang. Rund 22 bis 25 km pro Stunde sollten Ihre äußerste Anfangsgeschwindigkeit sein.
- ▶ Und wenn Sie Knieprobleme haben, werden Sie vielleicht zögern, Bergfahrten auf einem normalen Rad zu unternehmen oder in Ihrem Fahrradergometer allzuviel Widerstand einzuschalten. Holen Sie sich erst das Okay Ihres Arztes.

Übungen im Wasser

Übungen im Wasser sind bei Ärzten, Krankengymnasten und Patienten gleichermaßen beliebt, weil sie die Gelenke entlasten. Manchmal ist das für einen Osteoarthrose-Patienten die einzige Möglichkeit, ohne Schmerzen zu üben. Und drei maßgebliche Effekte – Dehnung, Kräftigung und Ausdauerleistung – können ohne weiteres im Wasser erreicht werden.

Sie müssen kein geschulter Schwimmer sein, um an Wassergymnastik teilzunehmen, denn viele Übungen können Sie mit Hilfe einer Haltevorrichtung oder im flachen Teil eines Schwimmbeckens vornehmen. Übungen im Wasser haben viele Vorteile:

- ▶ Sie verringern die Schmerzen.
- ▶ Sie stützen den Körper und fördern zugleich die muskuläre Widerstandskraft während der Übungen.
- ▶ Sie erleichtern die Beweglichkeit, was zusätzlich das Wohlbefinden hebt.
- ▶ Die Muskeln entspannen sich.
- ▶ Auf den Gelenken lastet nur verminderter Druck.
- ▶ Sie erleben Gemeinschaft, sofern Sie in einer Gruppe üben.
- ▶ Mehr Beweglichkeit stärkt das Selbstvertrauen.
- ▶ Koordination und Körperhaltung verbessern sich.
- ▶ Das Herz wird weniger beansprucht, deshalb sich unter Umständen schwierigere Übungen möglich.
- ▶ Die Übungen können manchmal trotz einer kurzzeitigen Verschlechterung der Erkrankung fortgesetzt werden.

Wie bei jeder Form der Gymnastik konsultieren Sie vor Beginn der Wasserübungen Ihren Arzt.

Denken Sie daran, daß sich selbst anscheinend gesunde Menschen sicherheitshalber nicht allein im Wasser aufhalten sollten. Und wenn Sie einen Kolostomiebeutel, Katheter oder sonstige Hilfsmittel tragen, die es Ihnen schwer machen, gefahrlos ins Wasser hinein- und wieder aus ihm herauszusteigen, so sollten Sie sich statt Schwimmen dem Gehen, Radfahren oder anderen Übungen zuwenden.

Gewichtheben

Es gibt heutzutage so viele spezielle Geräte und Arten von freien Gewichten, daß Sie mit Sicherheit etwas für Sie Passendes finden, ganz gleich, in welcher körperlichen Verfassung Sie sind. Manche dieser Maschinen und Geräte sind allerdings ziemlich kompliziert, also holen Sie sich vorher fachmännischen Rat, wie man sie richtig benutzt. Gewichtheben sollte Ihren Gelenken nicht schaden. Wenn doch, so haben Sie die Sache wohl nicht richtig angefangen. Vielleicht hat der Sitz nicht die richtige Höhe, oder es ist einfach nicht die für Ihre Kondition geeignete Übung. Holen Sie sich Hilfe und Beratung bei einem Experten – und hören Sie vor allem immer auf Ihren Körper!

Wenn Sie eine neue Übung ausprobieren, führen Sie das ganze so lange mit wenig oder gar keinem Gewicht durch, bis Sie die Bewegung richtig beherrschen. Dann beginnen Sie, dem Gewichte hinzuzufügen, *aber zerbrechen Sie sich nicht den Kopf darüber, wieviel Kilogramm Sie heben.* Das Ziel ist, die Osteoarthrose zu überwinden oder ihr vorzubeugen, indem Sie Ihre Muskelkraft verbessern, und nicht, eine olympische Goldmedaille zu gewinnen. Wenn Sie anfangs nur ein Pfund heben können, ist das in Ordnung. Überanstrengen Sie sich nicht in dem Versuch, 50 Kilo zu heben.

Wenn Sie das erstemal üben, sollten Sie sich auch nicht bis zur totalen Erschöpfung anstrengen, denn das trägt Ihnen mit ziemlicher Sicherheit am nächsten Tag einen beachtlichen Muskelkater ein. Wenn Sie aber einmal mit der Übung vertraut sind, erhöhen Sie das Gewicht, so daß Sie nach ungefähr 15 Wiederholungen entsprechend müde sind. Fügen Sie noch mehr Gewicht hinzu und wiederholen Sie die Übung, bis Sie erschöpft sind. Damit haben Sie nun zwei Phasen: Die erste mit den häufigeren Wiederholungen zum Aufwärmen und als Vorbereitung für die schwerere Phase. Passen Sie diese Phasen dem Grad Ihrer Muskelerschöpfung an. An manchen Tagen werden Sie zwei Phasen, an anderen drei brauchen, um hier denselben Stand zu erreichen. Solange Ihre Gelenke nicht schmerzen, sind zwei Phasen besser als eine, und drei besser als zwei.

Wenn Sie beginnen, begrenzen Sie am besten die Anzahl der Übungen auf ungefähr sechs, und achten Sie darauf, daß Sie sowohl Ober- wie Unterkörper beanspruchen. Zwei Phasen von sechs Übungen sollten etwa 20 Minuten dauern. Wenn Sie dann Fortschritte machen, fügen Sie neue Übungen zu, und absolvieren Sie sie der Reihe nach.

Denken Sie immer daran, daß Sie während der Phase des Hebens, die Sie am meisten anstrengt, ausatmen. Atmen Sie zum Beispiel aus, wenn Sie das Gewicht von Ihrem Körper wegpressen, und atmen Sie ein, wenn Sie es zur Brust herablassen.

Dehnung

Dehnung ist ein unerläßlicher Bestandteil jedes guten Übungsprogramms, aber ganz besonders wichtig ist sie für Menschen mit Osteoarthrose. Mit den richtigen Dehnübungen können Sie ungeheuer viel erreichen. Wenn Sie aber die falschen machen, können Sie sich ebenso ungeheuer schaden. Seien Sie immer vorsichtig, wenn Sie die entsprechende Gymnastik machen und halten Sie sich an folgende Regeln:

▶ Dehnen Sie niemals einen kalten Muskel, wärmen Sie sich erst auf. Dehnen Sie Ihre Muskeln am *Ende* Ihrer üblichen Gymnastik, wenn Sie schwitzen und einige aerobische Übungen hinter sich gebracht haben, es sei denn, Sie treiben gerade Sport. Wenn Sie kalte Muskeln dehnen, gewinnen Sie wenig oder gar nichts an Flexibilität.
▶ Achten Sie darauf, daß Sie sich bei Dehnübungen in der richtigen Position befinden. Das Beste ist, an einem Kurs teilzunehmen oder einen Experten dabei zu haben, um ganz sicher zu sein, daß Sie keinen Muskel auf falsche Weise dehnen – das kann mehr Schaden als Nutzen bringen. Bei den meisten dieser Übungen werden Sie auf dem Boden liegen, so daß Sie Ihren Körper entspannen, vor allem den Bezirk, den Sie dehnen wollen. Wenn dieser Teil nicht völlig entspannt ist, ziehen sich Ihre Muskeln leicht zusammen, und Sie machen kaum Fortschritte.
▶ Wenn Sie dann richtig liegen, dehnen Sie sich so weit, wie Sie nur können, ohne sich zu überanstrengen oder Gewalt anzuwenden, und halten Sie diese äußerste Position für

30 Sekunden. Mit der Zeit können Sie die Haltezeit auf 45 Sekunden erhöhen.
- ▶ »Zucken« Sie nicht bei dieser Übung, lassen Sie keinen einzigen Augenblick in der äußersten Dehnung nach. Die besten Resultate erzielen Sie, wenn Sie ganz ruhig und innerlich entspannt bleiben und Sie die Position einhalten. Beim »Zucken« können Sie Muskeln, Sehnen und Bänder zerren. Außerdem veranlaßt es die Muskeln, sich zusammenzuziehen, während Sie ja gerade wollen, daß sie sich entspannen.
- ▶ Halten Sie während des Dehnens nicht den Atem an. Ihre Muskulatur braucht Sauerstoff. Atmen Sie langsam und tief. Atmen Sie aus, wenn Sie es mit einer noch stärkeren Dehnung versuchen.
- ▶ Sie können die Wirkung verdreifachen, wenn Sie bei Ihren Dehnübungen PNF (Propriozeptive neuromuskuläre Fazilitation) oder »Kabat-Behandlung« anwenden. Das geht folgendermaßen: Dehnen Sie sich so weit es nur möglich ist und behalten Sie die Position so bei. Dann spannen Sie in dem gedehnten Körperteil die Muskeln, ohne dabei das Gelenk zu bewegen. Halten Sie diese Kontraktion für 5 bis 8 Sekunden. Lockern Sie dann die Muskeln, atmen Sie aus – und danach werden Sie feststellen, daß Sie zu noch weiteren Dehnungen fähig sind!
- ▶ Machen Sie Dehnübungen mindestens dreimal pro Woche, jeweils zwanzig Minuten lang. Zweimal pro Woche Dehnübungen genügen im allgemeinen, um Ihre vorhandene Beweglichkeit beizubehalten. Drei oder mehr Tage müßten eine Verbesserung bewirken.
- ▶ Hören Sie auf, sobald es schmerzt. Schmerzen bedeuten, daß Sie das Gewebe überstrapazieren und es sogar schädigen können. Sie sollten zwar die Dehnung spüren, aber es darf nicht weh tun.
- ▶ Methode ist alles. Bringen Sie die Dehnung nicht um ihre Wirkung, indem Sie Ihren Körper verzerren oder verkrümmen oder andere Gelenke einsetzen, um mangelnde Beweglichkeit auszugleichen.

▶ Wenn Sie ungewohnte Schmerzen spüren oder sich irgendwie schlecht fühlen, machen Sie sofort Schluß und suchen Sie Ihren Arzt auf.

Wenn Ihre Gelenke sehr steif und Sie nicht an Dehnübungen gewöhnt sind, sollten Sie anfangs mit einem Physiotherapeuten zusammenarbeiten oder in einem speziellen Kurs für Arthrosekranke teilnehmen. Haben Sie dann einmal an Beweglichkeit dazugewonnen, nehmen Sie an einem Yoga- oder Fitneßkurs teil, das kann Sie weiter motivieren. Haben Sie keine Hemmungen, unterschiedliche Kurse auszuprobieren, bis Sie den gefunden haben, der für Sie die richtige Mischung aus Vergnügen und Herausforderung bietet, und zu dessen Leiter Sie Vertrauen haben.

Es gibt mehrere gute Dehnübungen, um Ihre Muskeln, Sehnen und Bänder zu lockern und Ihre Flexibilität zu verbessern:

▶ *Für Rücken und Rückseite der Oberschenkel:* Sitzen Sie mit gespreizten Beinen auf dem Boden, die Arme hängen seitlich herab. Beugen Sie sich vor und umfassen Sie Ihr linkes Knie mit beiden Händen. Wenn Sie sich dann noch weiter vorbeugen können, lassen Sie die Hände so weit wie möglich an Ihrem Bein entlanggleiten. Wenn Sie Ihr Maximum an Dehnung erreicht haben, halten Sie diese Stellung 30 Sekunden lang ein, ohne zu zucken. Danach richten Sie sich wieder langsam zum Aufrechtsitzen auf. Wiederholen Sie das ganze mit dem rechten Knie. Anschließend spreizen Sie die Beine noch weiter und wiederholen alles.

▶ *Für Schultern:* Stehen oder sitzen Sie aufrecht. Heben Sie den rechten Arm gerade hoch und beugen Sie ihn dann hinter den Kopf, bis Ihre Hand den oberen Teil Ihres Rückens berührt (wenn möglich am anderen Schulterblatt). Greifen Sie mit der linken Hand über den Kopf, umfassen Sie den rechten Ellenbogen und ziehen Sie ihn sachte in Richtung Ihrer linken Schulter. Sie sollten deutlich spüren, daß dabei Ihre rechte Schulter und der rechte Oberarm gedehnt werden. Halten Sie die Stellung für 15 Sekunden und lassen Sie

dann los. Wiederholen Sie das ganze mit dem anderen Arm.
- ▶ *Für den unteren Rückenteil und Hüften:* Legen Sie sich rücklings auf den Boden. Beugen Sie das rechte Knie an. Umfassen Sie das Knie mit beiden Händen und ziehen Sie es sachte bis an die Brust heran. Halten Sie die Position 15 Sekunden lang. Wiederholen Sie die Übung mit dem anderen Knie.
- ▶ *Für die Waden:* Stellen Sie sich in ungefähr einem halben Meter Abstand von einer Wand oder einem stabilen Möbelstück entfernt aufrecht hin (nicht in der Taille abgeknickt). Lehnen Sie sich vor und stützen Sie sich an der Wand oder dem Möbelstück ab. Behalten Sie dabei beide Fersen auf dem Boden (sehr wichtig!). Drücken Sie langsam die Hüften nach vorne, bis Sie die Dehnung in Ihren Waden spüren. Falls Sie keine Dehnung fühlen, entfernen Sie sich ein Stück weiter von der Wand oder dem Möbelstück und versuchen Sie es erneut.
- ▶ *Für die Vorderseite der Schenkel:* Leben Sie sich bäuchlings auf eine Matte oder einen Teppich. Beugen Sie das rechte Knie, packen Sie den Fuß mit der linken Hand. Halten Sie ihn für 30 Sekunden fest. Wiederholen Sie die Übung mit dem anderen Bein.

Dies sind nur ein paar der unzähligen Dehnübungen, die Sie machen können. Erkundigen Sie sich bei Ihrem Arzt oder Physiotherapeuten nach weiteren Möglichkeiten.

DER ANFANG

»Ich bin begeistert von der *Idee* der Gymnastik«, erklärte einmal ein leidgewohnter Dauerpatient. »Aber damit anfangen – davor graut mir.«

Das ist eine häufige Klage. Wir alle verstehen, wieso man Gymnastik zwar gut findet, sich aber nur schwer durchringen kann, damit anzufangen. Nun ja, der Trick ist – eben einfach *anzufangen*. Und um Ihnen hierbei zu helfen, wollen wir die üblichen Argumente gegen körperliche Übungen beiseite fegen.

- *Ich habe schon so lange keine gymnastischen Übungen mehr gemacht, die würde ich gar nicht mehr zustande bringen.* Keine Sorge – Ihr Arzt und Ihr Physiotherapeut werden Ihnen ein spezielles Übungsprogramm zusammenstellen, das auf Ihre Fähigkeiten zugeschnitten ist.
- *Gymnastik tut weh.* Anfangs, solange Ihr Körper sich noch nicht auf die neuen Bewegungen und Anforderungen eingestellt hat, werden Sie vielleicht ein wenig Muskelkater haben und steif sein. Aber richtig ausgeführte Übungen dürften nicht weh tun. Schmerzen bedeuten, daß Sie das ganze entweder übertreiben oder etwas falsch machen. Reden Sie mit Ihrem Arzt oder Therapeuten, wenn Sie sich unbehaglich fühlen oder fortgesetzt Schmerzen haben.
- *Es dauert so lange, bis man Resultate sieht.* Bitten Sie Ihren Arzt oder Physiotherapeuten, ein Programm zu entwerfen, mit dessen Hilfe Sie schnell und beständig kleine Übungsziele erreichen. Ein kleiner Erfolg kann Sie vielleicht bekehren.
- *Ich habe nicht genügend Zeit, um Gymnastik zu machen.* Wenn Sie nicht ausreichend Zeit aufbringen, um eine halbe Stunde zu gehen oder radzufahren und anschließend ein paar Dehnübungen zu machen, dann denken Sie daran, daß mehrere kurze Übungsperioden ebenso wirkungsvoll sein können wie eine längere Periode. Also nutzen Sie während des Tages Beschäftigungsflauten, um ein paar Übungen hineinzuquetschen. Bitten Sie Ihren Arzt, Ihnen solche Übungen vorzuschlagen, die Sie während der Arbeit, in einer Schlange vor dem Bankschalter oder in einem Verkehrsstau in Ihrem Wagen machen können. Greifen Sie jede noch so kurze Möglichkeit beim Schopf, um Ihre Gelenke zu lockern und sich fit zu machen.
- *Übungen sind langweilig.* Manche Übungen sind tatsächlich langweilig – ebenso wie manche Mahlzeiten, Filme und

Bücher. Der Trick besteht darin, eine oder mehrere Formen von Gymnastik herauszufinden, die Ihnen Spaß machen. Wenn Sie gern im Freien sind, so sind Gehen oder Radfahren genau das Richtige. Wenn Sie sich gern im Wasser aufhalten, sind Schwimmen oder sonstige Übungen im Wasser ideal. Wenn Ihnen der Aufenthalt in geschlossenen Räumen mehr zusagt, so sind Yoga oder Tanzen das Passende für Sie. Versuchen Sie, gemeinsam mit Freunden, Freundinnen oder Familienangehörigen zu üben. Treten Sie einem entsprechenden Kurs bei. Hören Sie sich während der Gymnastik Ihre Lieblingsmusik an. Gehen Sie durch einen Park statt nur rund um Ihr Wohnviertel. Welcher Art auch immer Ihre Übungen sind, gestalten Sie sie so angenehm und unterhaltsam wie möglich. Es *gibt* gymnastische Übungen, die genau das Richtige für Sie sind. Wenn Sie danach Ausschau halten, werden Sie sie finden.

Tips, um Motivation und Bereitschaft für gymnastische Übungen zu fördern

- *Suchen Sie sich jemanden, der mitmacht.* Wenn um 5.30 Uhr früh jemand an der Ecke auf Sie wartet, werden Sie eher aufstehen und weggehen als wieder einzuschlafen und Ihre Gymnastik sausen zu lassen.
- *Führen Sie Buch über Ihre Gymnastik.* Entweder machen Sie mit einem Rotstift an dem betreffenden Tag ein Kreuz in Ihren Kalender oder Sie schreiben sich alle Einzelheiten in Ihr Notizbuch.
- *Besorgen Sie sich neue Kleidung/Schuhe/Geräte.* Ohne Ihr Budget übermäßig zu strapazieren, erstehen Sie die chicen Radfahrer-Shorts oder den Aerobic-Anzug, die Sie schon immer bewundert haben. Geräte wie ein Herzfrequenz-Monitor können für manche Menschen sehr anregend sein.

- *Trainieren Sie für einen Wettkampf oder ein bestimmtes Ereignis.* Wenn Sie ein Ziel haben, bemühen Sie sich mehr. Beschränken Sie sich aber dennoch auf Ziele, die Sie erreichen können. Sonst geben Sie schon vor Beginn entmutigt auf.
- *Stellen Sie Ihr Training auf Verschiedenartigkeit oder Jahreszeit ab.* Das trägt dazu bei, Langeweile zu vermeiden und unterschiedliche Körperteile auf unterschiedliche Weise durchzuarbeiten. Achten Sie immer darauf, daß Sie bei schlechtem Wetter die Möglichkeit haben, in einem Raum zu üben.
- *Bewahren Sie Ihre Ausrüstung in Sichtweite auf.* Verstauen Sie Ihren Tennisschläger nicht in irgendeinem fernen Schrank. Legen Sie ihn dahin, wo er Sie immer daran erinnert, daß Sie ihn bewegen wollten!
- *Machen Sie Ihre Übungen morgens.* Wenn Sie morgens früh Gymnastik machen, haben Sie sie hinter sich gebracht, ganz gleich, was für einen arbeitsamen Tag Sie vor sich haben.
- *Kombinieren Sie Ihre Übungen mit der Arbeit.* Viele Menschen gehen zu Fuß oder fahren mit dem Rad zur Arbeit oder finden eine Möglichkeit, während der Mittagspause Übungen zu machen.
- *Treten Sie kurz an Tagen, an denen Sie sich nicht besonders stark fühlen.* Ein Auto fahren Sie auch nicht immer im fünften Gang; manchmal müssen Sie einfach herunterschalten. An unseren »heruntergeschalteten« Tagen ist es trotzdem besser, nur ein paar Minuten Übungen zu machen, als sie ganz wegzulassen.
- *Abonnieren Sie eine Sportzeitschrift.* Für wenig Geld im Monat bekommen Sie etwas, das Sie an Ihre Körperübungen erinnert.
- *Versuchen Sie, sich an die 5-Minuten-Regel zu halten.* Nehmen Sie sich vor, an Tagen, an denen Sie sich einfach nicht motiviert fühlen, wenigstens fünf Minuten zu üben. Wenn Ihnen hinterher noch immer nicht nach mehr zumute ist, hören Sie auf. Meistens aber werden Sie sich gekräftigt fühlen und weitermachen.

Also – fangen Sie an!

Manche Menschen schrecken vor gymnastischen Übungen zurück, weil sie fürchten, ihre Gelenke »abzunutzen« oder weiteren Schaden anzurichten, wenn sie bereits Osteoarthrose haben. Solche Ängste sind verständlich, werden aber nicht durch Tatsachen bestätigt. Die meisten Wissenschaftler und Ärzte sind der Ansicht, daß selbst energische gymnastische Übungen in normalen Gelenken *keine* Osteoarthrose hervorrufen. Im Gegenteil – das Ein- und Ausfließen der Gelenkflüssigkeit im Knorpel wirkt einem Schaden in einem normalen Gelenk *entgegen*.

Sportarten, die wiederholt stark belastende Bewegungen verlangen – wie zum Beispiel ungezählte Male einen Baseball zu schleudern – können eine *sekundäre Arthrose* hervorrufen. Und diejenigen, die mit geschädigten Gelenken Wettkampfsport betreiben, sind ebenfalls immer der Gefahr einer Osteoarthrose ausgesetzt. Grundregel ist: Setzen Sie Ihren gesunden Menschenverstand ein, wenn Sie üben oder trainieren. Meiden Sie bestimmte Aktivitäten, die Ihre Gelenke ungewöhnlichem Druck aussetzen. Aber finden Sie *bitte* irgendeine körperliche Aktivität, die Ihnen angenehm ist – und fangen Sie damit an! Auch wenn Glucosamin- und Chondroitinsulfat behilflich sind, einen geschädigten Knorpel wieder aufzubauen, Sie brauchen regelmäßige körperliche Übungen, um Ihre Gelenke bei Gesundheit zu halten.

KAPITEL 7

GESUNDE ERNÄHRUNG SPIELT EINE WICHTIGE ROLLE

Wie kann ich meine Osteoarthrose-Symptome durch veränderte Ernährung reduzieren?

◆

Welche Nahrungsmittel können Entzündungen verursachen oder vermindern?

◆

Wieso können Fischöle Osteoarthrose lindern?

◆

Was bewirkt das Öl der Nachtkerze bei Osteoarthrose?

◆

Welche Rolle spielen die Flavonoide bei Osteoarthrose-Diät?

◆

Was ist ein »Antioxidans«?

◆

Welches sind die besten Methoden, das Körpergewicht zu halten oder zu reduzieren?

◆

Wie wirken Aspirin und andere Schmerzmittel auf meinen Ernährungszustand?

◆

Sind »Arthrose-Diäten« hilfreich?

Sie alle kennen die Gemeinplätze: »Man ist, was man ißt.« »Essen ist die beste Medizin.« »Dein Körper ist wie ein Auto, das nur mit dem besten Benzin gut fährt.« Wie die meisten Gemeinplätze beruhen auch diese auf Tatsachen. Was wir in unsere Körper hineingeben, kann uns entweder stärken oder schwächen, macht uns gesund oder krank, vermehrt oder vermindert die Symptome von Krankheiten. In diesem Kapitel erfahren Sie, wie Sie Ihren Körper mit gesundheitssteigernden Nahrungsmitteln auftanken, von denen manche arthrotische Symptome mildern oder sogar vermeiden können. Wenn Sie diesen diätetischen Leitlinien folgen, kräftigen Sie zugleich Ihr Immunsystem und verbessern die Chancen, weder Herzleiden noch Krebs, einen Schlaganfall oder Diabetes zu bekommen. Wir wollen auch die wesentlichen Bestandteile einer guten Ernährung erörtern: Nahrungsmittel, die dazu beitragen, Osteoarthrose zu verhindern, Antioxidantien und andere Nahrungsbestandteile, gewisse Medikamente und das Wichtigste über Gewichtskontrolle.

WAS MACHT EINE GESUNDE DIÄT AUS?

Es ist relativ leicht, so gut zu essen, daß Vitaminmangelkrankheiten wie Beriberi oder Skorbut nicht auftreten. Doch auch ein geringer Nährstoffmangel kann den Körper schwächen, ihn krankheitsanfällig machen und ihn Krankheitskeimen weniger widerstandsfähig gegenüberstehen lassen.

Ihr Körper braucht viele verschiedene Nährstoffe, um in Topform zu bleiben: Eiweiße, Kohlenhydrate, Fette, Ballaststoffe, Vitamine, Mineralstoffe und bestimmte Pflanzeninhaltsstoffe. Sie alle finden sich in unterschiedlichen Kombinationen und unterschiedlicher Menge in verschiedenen Lebensmitteln. Wenn Sie fortgesetzt das Gleiche essen, selbst wenn es an sich einen hohen Nährwert hat, lassen Sie damit möglicherweise wichtige Stoffe für Ihre Gesundheit weg. Vielfalt ist nicht nur die Würze des Lebens, sie ist auch die Zündkerze der Gesundheit.

Stop den Gelenkvernichtern

Die Wissenschaft ist sich einig, daß die richtige Ernährung mit zum Wichtigsten gehört, um die Gesundheit zu sichern. Aber für Arthrosekranke dringen aufregende Neuigkeiten aus den wissenschaftlichen Labors, zumindest, was den speziellen Zusammenhang zwischen Ernährung und ihren Krankheitssymptomen betrifft. Gewisse Nährstoffe können die Zerstörung von Gelenken eindämmen, während andere den Schmerz mildern oder sogar dazu beitragen, das Problem zu vermeiden.

Mit verschiedenen Theorien wird zu erklären versucht, wieso sich der Zustand der Gelenke verschlechtern kann. Eine der meistakzeptierten ist die, daß gewisse instabile Moleküle, genannt »freie Radikale«, durch den Körper streifen und gesundes Gewebe angreifen und zerstören, einschließlich das Gewebe in den Gelenken.

»Freie Radikale« sind instabil, weil sie Elektronen (negativ geladene Elementarteilchen) verloren oder hinzugewonnen haben. Das macht sie ziellos und sehr reaktionsbereit. In dem Bemühen, sich selbst zu stabilisieren, »stehlen« diese Moleküle Elektronen von anderen Molekülen, zerrütten die Strukturen ihrer Opfer und zerstören die Gewebe, deren Bestandteile eben diese Moleküle sind. »Freie Radikale« werden als Mitverursacher vieler Leiden angesehen, einschließlich Krebs, Herz-, sowie Alters- und Abnutzungserkrankungen. Auch die Osteoarthrose könnte das Ergebnis der Zerstörungen sein, die die »freien Radikale« anrichten. Und, um alles noch schlimmer zu machen, könnte die Entzündung des Gelenks selbst sogar der Auslöser dafür sein, daß sich die »freien Radikale« noch schneller bilden. Ein wesentlicher Bestandteil der Vorbeugung und Behandlung von Osteoarthrose liegt darin, dieser Zerstörung vorzubeugen.

Zum Glück gibt es Hilfe, um die »freien Radikale« zu bekämpfen. Diese Hilfe sind die »Antioxidanzien«. Sie heißen so, weil sie quasi als Gegenmittel dienen für eines der häufigsten »freien Radikale« – Sauerstoff. Nein, nicht der reguläre Sauerstoff ist gemeint, den wir alle zum Atmen brauchen, um am Leben zu bleiben. Hier handelt es sich um eine spezielle, instabile Form des Sauerstoffs, den »Singulett-Sauerstoff«. Sauerstoffmoleküle bewegen sich im allgemeinen in Zweiergruppen. Aber manchmal, während der normalen Stoffwechselvorgänge im Körper, trennen sie sich und bilden zwei einzelne Moleküle »Singulett-Sauerstoff«. »Singulett-Sauerstoff« ist überaus reaktiv und verursacht großen Schaden, wenn er darum kämpft, sich zu stabilisieren, indem er Elektronen von anderen Molekülen stiehlt. Antioxidanzien »befriedigen« den »Singulett-Sauerstoff«, stabilisieren ihn und halten ihn davon ab, Körpergewebe zu attackieren.

Und wo finden Sie Antioxidanzien? Ganz in Ihrer Nähe: in Ihrem Kühlschrank oder in der nächsten Flasche mit Vitaminsaft. Zu den Antioxidanzien gehören Vitamin A (oder Beta-Carotin oder andere Carotinoide, eine Vorstufe des Vitamins, wie es in Pflanzen vorkommt), Vitamin C, Vitamin E und das Spurenelement Selen. Jede Nahrung, die eines dieser vier enthält, ist eine wirkungsvolle Waffe im Kampf gegen die »freien Radikale« und die Zerstörungen, die sie anrichten. Das Beste ist natürlich, sich das alles aus normalen Lebensmitteln zu holen, nicht aus Präparaten mit Nahrungsergänzungen, denn in Lebensmitteln kommen die Antioxidanzien gemeinsam mit anderen Substanzen vor, und das kann entscheidend sein, um Krankheiten vorzubeugen. Hier ein paar Nahrungsmittel, die das Erforderliche enthalten:

▶ *Vitamin A, Beta-Carotin, Carotinoide.* Wissenschaftler haben entdeckt, daß Carotinoide (Beta-Carotin, diese in Pflanzen vorkommende Vorstufe von Vitamin A ist eine von Dutzenden) sehr wirksam sind bei der Bekämpfung von »freien Radikalen«. Carotinoide findet man vorwiegend in grünen Gemüsen wie Brokkoli, Spinat, Petersilie und anderem grünen Blattgemüse und in Karotten, aber auch in orangegelben Früchten wie Aprikosen, Honigmelonen, Mangos und Papayas. Wenn Sie eine Frucht oder ein Gemüse aufschneiden und das Innere ist stark gefärbt, ist es sehr wahr-

scheinlich eine gute Carotinoidquelle. Vitamin A findet sich in Leber, Aal, Milch und anderen Nahrungsmitteln tierischer Herkunft.
- *Vitamin C*. Dieses Antioxidans findet sich in vielen delikaten frischen Früchten, wie schwarzen Johannisbeeren, Erdbeeren, Papayas, Kiwis, Orangen und Grapefruits, und in frischen, rohen Gemüsen wie Paprika, Brokkoli, Rosen-, Grün- und anderem Kohl und Kartoffeln. Essen Sie Früchte und Gemüse so frisch wie möglich und möglichst roh. Wenn es erforderlich ist, sie zu garen, sollen sie nur so kurz wie möglich gedünstet werden, denn Vitamin C ist hitzeempfindlich und wird beim Verarbeiten und Kochen zerstört.
- *Vitamin E*. Die Hauptquelle dieses Antioxidans sind pflanzliche Öle (Sonnenblumen-, Distel- und Weizenkeimöl), außerdem Sonnenblumenkerne, Weizenkeime, Nüsse, Avocados, Sojabohnen, Schwarzwurzeln, Himbeeren und Brombeeren.
- *Selen*. Selen schützt die Zellen vor der toxischen Wirkung der »freien Radikale«. Außerdem weist einiges darauf hin, daß es dazu beiträgt, das Immunsystem in Schuß zu halten. Wieviel Selen ein Lebensmittel enthält, hängt davon ab, ob der Boden, auf dem die Pflanze gewachsen ist, selenhaltig war. Unser derzeit bester Selenlieferant sind Paranüsse.

Auch hier ist es wieder das Beste, die Vitamine und Spurenelemente, die der Körper braucht, aus frischen, unbehandelten Nahrungsmitteln zu beziehen, statt sie als Nahrungsergänzungsmittel zu sich zu nehmen. Allerdings variiert der Gehalt an Antioxidanzien und Mineralstoffen in Nahrungsmitteln oft beträchtlich. Manche Menschen ziehen es deshalb vor, die Substanzen, mit denen sie einer Osteoarthrose vorbeugen wollen, aus Nahrungsergänzungsmitteln einzunehmen. Die von der Deutschen Gesellschaft für Ernährung empfohlene Tagesdosis an Antioxidanzien beträgt für Menschen, die nicht rauchen, keine extreme körperliche Belastung und keine chronischen entzündlichen Krankheiten haben:

- Vitamin A – 2 bis 4 mg
- Vitamin C – 75 bis 150 mg
- Vitamin E – 15 bis 30 mg
- Selen – 20 bis 100 Mikrogramm

Bor: Dieses Mineral wird nicht zu den echten Antioxidanzien gerechnet, aber es übt einige von deren Funktionen aus. Es ist wichtig für die Gesunderhaltung des Gelenks und hält gewisse Zellen davon ab, freie Radikale abzusondern. In geographischen Gebieten, in denen die Bevölkerung wenig Bor zu sich nimmt, ist Osteoarthritis weit verbreitet – und umgekehrt. Zusätzlich haben einige Studien ergeben, daß Bor eine positive Wirkung auf Osteoarthrose hat. Blumenkohl und Äpfel, mit der Schale gegessen, stellen gute Borquellen dar. Zur Ergänzung beträgt die Dosierung von Bor pro Tag 3 mg für Erwachsene.

Kräftigung der Gelenke durch Flavonoide

Flavonoide, eine Gruppe von Pflanzeninhaltsstoffen, die sich praktisch überall findet, sind unentbehrlich für gesunde Kapillarwände und für den Stoffwechsel von Vitamin C. Es gibt über 4000 verschiedene Flavonoide. Manche von ihnen helfen Osteoarthrose-Kranken dadurch, daß sie:

- Die Fähigkeit des Kollagens verstärken, eine stabile Keimschicht zu bilden.
- Schäden durch die »freien Radikale« verhüten.
- Die Entzündungsreaktion verlangsamen.
- Kollagen davor schützen, zerstört zu werden, wenn sich das Gelenkgewebe entzündet hat.
- Die Heilung von Sportverletzungen beschleunigen.

Für Ihren Ernährungszustand gefährliche Medikamente

Trotz bester Bemühungen leiden viele Menschen an ernährungsbedingten Mangelerscheinungen, hervorgerufen durch verordnete und selbst gekaufte Medikamente. Medizinische Behandlung, vor allem Langzeitbehandlung, kann die Art und Weise beeinträchtigen, wie Ihr Körper Nahrungsmittel aufnimmt und speichert. Vielleicht überrascht es Sie, wenn Sie zum Beispiel erfahren, daß Ihr Körper weniger Vitamin C aufnimmt und größere Mengen ausscheidet, wenn Sie große Mengen Acetylsalicylsäure (z. B. Aspirin) einnehmen (zwölf Tabletten oder mehr pro Tag). Durch Acetylsalicylsäure verlieren Sie infolge von Blutungen aus dem Magen-Darm-Trakt Eisen und verringern Ihren Folsäurespiegel im Blut. Indometacin (z. B. Amuno), ein NSAID, kann Harnverhaltung, Eisenverlust und eine Senkung des Vitamin-C-Spiegels verursachen. Um solchen Problemen zu begegnen, sollten Sie, wenn Sie Acetylsalicylsäure einnehmen, für eine Ernährung sorgen, die viel Vitamin C, Eisen und Folsäure enthält. Vitamin C ist reichlich in schwarzen Johannisbeeren, Brokkoli, Rosenkohl, Paprika und Zitrusfrüchten enthalten, Folsäure in dunkelgrünem Blattgemüse und Eisen in Leber, Herz und Produkten aus Vollkorngetreide. Wenn Sie einen erheblichen Eisenmangel haben, wollen Sie ihn möglicherweise beheben, indem Sie ein Medikament einnehmen. Sie sollten aber wissen, daß für manche Menschen ein Übermaß an Eisen problematisch werden kann (vor allem für Männer mittleren Alters). Bevor Sie also zusätzlich Eisen nehmen, suchen Sie vorher am besten Ihren Arzt auf und lassen Sie Ihr Blut untersuchen. Bei Menschen mit einer Stoffwechselstörung, bei der die Eisenverwertung gestört ist (Hämochromatose), kann die Krankheit ausbrechen, wenn sie zuviel Eisen im Blut haben. Diese Krankheit kann unter anderem wiederum eine sekundäre Osteoarthrose verursachen.

Antazida, die Aluminium- oder Magnesiumhydroxid enthalten, werden häufig genommen, um den Problemen in Magen und Darm entgegenzuwirken, die bei der Einnahme von NSAIDs auftreten. Im Lauf der Zeit können diese Antazida aber die Menge an Phosphor verringern, die Ihr Körper aufnimmt. Dann müssen Sie vielleicht den Verlust dieses lebenswichtigen Minerals ausgleichen, indem Sie phosphorreiche Nahrungsmittel zu sich nehmen: Fleisch, Fisch, Geflügel, Hülsenfrüchte und Vollkornprodukte.

Corticosteroide (Cortison) werden verschrieben, wenn Schmerzmittel die starken Gelenkschmerzen oder die Entzündung nicht zurückdrängen. Corticosteroide haben eine Vielzahl von unerwünschten Wirkungen. Zusätzlich können sie Ihre Ernährungsbalance völlig durcheinanderbringen. Sie können zu Harnverhaltung führen, die Aufnahme von Vitamin D ist verringert und Zink, Kalium und Vitamin C werden schneller ausgeschieden – all das kann zu Mangelerscheinungen führen. Da Ihr Arzt Ihnen Cortison nur dann verschreiben wird, wenn es unumgänglich ist, wird er auch Ihre Körperreaktionen kontrollieren. Trotzdem sollten Sie von sich aus Ihren Salzverbrauch einschränken und mehr von folgenden Nahrungsmitteln essen:

- *Zink:* Austern, Vollkorngetreide, Bierhefe.
- *Kalium:* Bananen, Orangensaft, getrocknete Früchte.
- *Vitamin C:* Schwarze Johannisbeeren, Brokkoli, Paprika, Zitrusfrüchte, Kartoffeln.

Die Entzündung in den Griff bekommen

Entzündung sind die Ursache heftiger Schmerzen und allgemein schlechten Befindens. Sie treten am häufigsten im fortgeschrittenen Stadium auf. Mit einer Entzündung reagiert der Körper, wenn ein Gewebe geschädigt oder ein krankes Gelenk übermäßig beansprucht wird. Bei einer entzündlichen Reaktion sind Ihre Gelenke steif, heiß und geschwollen und schmerzen.

Mit einer Entzündung schützt sich der Körper nach einer Verletzung oder Erkrankung. Wenn Gewebe beschädigt wird, eilen die weißen Blutkörperchen zum »Schauplatz«. Dort produzieren sie *Prostaglandine* und *Leukotriene,* die an vielen biochemischen Reaktionen beteiligt sind, so auch an Entzündungen. Fettsäuren können diese Entzündungsreaktion entweder zum Guten oder zum Schlechten verändern. Beispielsweise kann *Arachidonsäure* (findet sich in tierischen Produkten) die Entzündung verstärken, während *Alpha-Linolensäure (ALA), Eicosapentaensäure (EPA), Gamma-Linolensäure* und *Linolensäure* alles reduzieren können. Wenn Entzündungen Ihr großes Problem sind, können Sie durch den Verzehr bestimmter Nahrungsmittel die Schwellungen und Schmerzen in Ihren Gelenken entweder verschlimmern oder verbessern.

KÄMPFER GEGEN ENTZÜNDUNGEN

Werfen wir zuerst einen Blick auf die Fettsäuren, die Entzündung *reduzieren* können:

Alpha-Linolensäure (ALA) findet sich in grünem Gemüse und anderen Nahrungsmitteln pflanzlichen Ursprungs. ALA ist eine Omega-3-Fettsäure, die die Produktion jener übereifrigen Prostaglandine und Leukotriene abblockt.

Gamma-Linolensäure (GLA) findet sich im Öl der Kerne von schwarzen Johannisbeeren, im Öl der Nachtkerze und des Borretschsamens und ist ein Vorläufer der »guten« Prostaglandine. Ganz recht – nicht alle von ihnen sind gefährlich. Manche halten Blutplättchen davon ab, zusammenzukleben, was den Blutkreislauf verbessert und die Entzündung *reduziert.* GLA trägt dazu bei, diese »guten« Prostaglandine entstehen zu lassen. (Leider haben diese Öle auch schon bei manchen Leuten Entzündungen *ausgelöst* – also Vorsicht, wenn Sie sie nehmen wollen.)

Linolensäure gibt es in Pflanzenölen wie denen von Mais, Sojabohnen, Sonnenblumen, Färberdistel (Saflor), Leinsamen und anderen Pflanzenölen. Linolensäure hilft dem Körper, den EPA-Spiegel zu erhöhen, was wiederum die Produktion schädlicher Prostaglandine verhindert.

Eicosapentaensäure (EPA), die bekannteste der Omega-3-Fettsäuren, findet sich in Wasserpflanzen und Fisch. EPA entsteht in Algen, Plankton und Seegras, von denen sich gewisse Fische nähren. Nicht alle von ihnen sind gute EPA-Lieferanten – doch Kaltwasserfische, die im Ozean gefangen werden, enthalten große Mengen: Makrelen, Sardellen, Heringe, Lachse, Sardinen, Flußforellen, Störe und Thunfische. Selbst der Verzehr von nur etwa 30 Gramm pro Tag trägt dazu bei, eine Entzündung zu reduzieren. (Denken Sie aber daran, daß das Tieffrieren Omega-3-Fettsäuren zerstört und Ihnen eine Menge ungesunden Körperfetts beschert.)
Obwohl es am besten ist, wenn Sie die genannten Nahrungsbestandteile mit natürlichen Nahrungsmitteln zu sich nehmen, bevorzugen manche Menschen doch Omega-3-Fettsäuren in Form von Fischölkapseln. Achten Sie darauf, daß Sie nichts übertreiben, denn zuviel Fisch oder Fischöl kann die Gerinnungsfähigkeit Ihres Blutes beeinträchtigen. Eine exzessive Einnahme von Fischöl kann außerdem zu einer Überdosierung von Vitamin A und D führen (vor allem, wenn Sie beides einnehmen). Beide Vitamine werden gespeichert und wirken ab einer bestimmten Menge toxisch.

PRODUZENTEN VON ENTZÜNDUNGEN

Arachidonsäure ist die Hauptschuldige, wenn es sich um ernährungsbedingte Ursachen für Entzündungen handelt. Arachidonsäure entsteht fast ausschließlich in tierischen Produkten und Fetten mit gesättigten Fettsäuren, sie ist ein Vorläufer der »bösartigen« Prostaglandine, die an dem Verkleben von Blutplättchen, der Verhärtung von Arterien, Herzkrankheiten,

Schlaganfällen und eben Entzündungen mit beteiligt sind. Fleisch, Geflügel, Milchprodukte (vor allem die mit gesättigten Fettsäuren) und Eidotter enthalten Arachidonsäure.

Körpergewicht halten oder abnehmen – was Sie darüber wissen müssen

Übergewicht kann eine sekundäre Osteoarthrose verursachen, vor allem in den Kniegelenken. Die Krankheit kann dem Übergewicht an sich oder auch einer Stoffwechselstörung zugeschrieben werden, die mit dem Übergewicht in Verbindung steht. Wenn Sie Übergewicht abbauen, können Sie verhindern, daß sich in den belasteten Gelenken eine Osteoarthrose entwickelt, oder Sie können die Symptome erheblich reduzieren.

Auf lange Sicht gesehen ist es sinnlos, strikt eine Diät zu befolgen, vor allem wenn sie einseitig ist und nur wenige Nahrungsmittel erlaubt. Möglicherweise verlieren Sie anfangs an Gewicht, aber wenn Sie die »Diät« dann beenden, kommen die Pfunde so schnell zurück wie sie gegangen sind, und schließlich sind Sie womöglich noch korpulenter als Sie ursprünglich waren. Menschen, die das Jo-Jo-Spiel von Schlankheitsdiäten kennen, die immer abwechselnd abnehmen und zunehmen, werden insgesamt dicker und haben eine höhere Sterblichkeitsrate als diejenigen, die ihr Gewicht konstant beibehalten, selbst wenn es hoch ist. Auf Dauer gesehen kommt es nur auf Ihr tägliches Verhalten an. Deshalb ist es wichtig, einem vernünftigen, flexiblen und leicht einzuhaltenden Kostplan zu folgen.

Wie bekommen Sie also Ihr Körpergewicht unter Kontrolle? Die meisten Menschen, die ihr Gewicht erfolgreich reduziert und das dann auch beibehalten haben, haben gewisse Charakteristika gemeinsam:

- ▶ *Sie haben die Veränderungen für sich persönlich vorgenommen, nicht um anderen zu gefallen.* Innere Motivation ist angesagt.

Sie müssen abnehmen, fit bleiben und Ihre osteoarthrotischen Symptome vermindern wollen. Sie dürfen das nicht tun, nur weil Ehemann, Ehefrau, bester Freund oder beste Freundin Sie durch Herumnörgeln dazu bewogen haben.

▶ *Sie müssen sich auf Fitneß konzentrieren.* Statt auf die Zahlen der Waage zu starren, um zu sehen, wieviel Sie abgenommen haben, sollten Sie sich darauf konzentrieren, wieviel weiter Sie jeden Tag gehen oder wieviel häufiger Sie eine Übung im Vergleich zum Anfang machen können. Eine einstmals korpulente Person, die nun in 4 bis 5 Minuten einen Kilometer weit laufen kann, hat sicher keine Gewichtsprobleme mehr.

▶ *Sie absolvieren täglich wenigstens einige gymnastische Übungen.* Ihren Körper in Bewegung zu halten bedeutet, den Grundumsatz zu erhöhen. Die Kalorien werden schneller verbrannt als vorher – selbst im Ruhezustand! Je mehr Gymnastik Sie treiben, desto mehr Kalorien können Sie zu sich nehmen – und verlieren trotzdem an Gewicht.

▶ *Sie lassen keine Mahlzeiten aus.* Wenn Sie Mahlzeiten ausfallen lassen (vor allem das Frühstück) kann das Ihren Grundumsatz verlangsamen. Außerdem ist es, wenn Sie Mahlzeiten ausfallen lassen oder überhaupt lange nichts essen, schwierig, dann bei der nächsten Mahlzeit nicht zuviel zu sich zu nehmen und sich nicht an fetten, zuckerhaltigen Dingen zu delektieren.

▶ *Sie achten auf die Fettzufuhr.* Fett ist die konzentrierteste Kalorienquelle, es ist also ganz leicht, sogar mit nur einer kleinen Portion die Kalorienaufnahme in Ihrem Körper kräftig zu erhöhen. Es ist zwar wichtig, täglich *etwas* Fett zu essen (ungefähr einen Eßlöffel voll), aber die meisten Leute verzehren wesentlich mehr. Die Fettzufuhr zu begrenzen, ist wahrscheinlich die einfachste und wirkungsvollste Methode, die Aufnahme von Kalorien zu verringern.

▶ *Sie trinken, wenn überhaupt, dann nur wenig Alkohol.* Alkohol hat keinen Nährwert, aber er enthält nach Fett die meisten Kalorien. Und da man ihn in aller Regel zusätzlich zur sonstigen Ernährung trinkt, sind es immer überflüssige

Kalorien. Alkohol senkt zudem die Hemmschwelle und ermuntert möglicherweise zu übermäßigem Essen. Eine beachtliche Anzahl von Menschen wäre sicher schlanker, wenn sie weniger trinken würde. Am besten und sichersten ist es, Alkohol komplett zu meiden, aber wenn Sie trinken, dann bitte in bescheidenem Maß.

▶ *Sie zählen keine Kalorien und kasteien sich auch nicht.* Menschen, die erfolgreich abgenommen haben oder ihr Gewicht halten, halten sich nicht an eine »strikte Diät« oder belasten sich mit dem Kalorienzählen. Beides ist zu restriktiv und mühsam, man tut gut daran, es schnell zugunsten einer »toleranten« Lebensweise aufzugeben. Viel besser ist es, sich einem flexiblen, leicht zu befolgenden allgemeinen Ernährungsplan zuzuwenden, der alles enthält, was Sie zum Erhalt Ihrer Gesundheit brauchen, während Sie zugleich schlank bleiben oder werden.

▶ *Sie wiegen sich nicht öfter als einmal pro Woche.* Es ist ganz normal, im Verlauf eines Tages bis zu ein paar Pfund zu- oder abzunehmen. Meist hängt das mit dem Wasserhaushalt des Körpers zusammen. Menschen, die sich täglich wiegen (oder, noch schlimmer, mehrmals am Tag) können in einen Zustand der Besessenheit geraten, was die Zahlen auf der Waage betrifft, geraten in Panik, wenn sie eine Spur zugenommen und in übermäßige Begeisterung, wenn sie abgenommen haben. Ihre Ernährungsweise wird von der Waage diktiert.

▶ *Sie sind mit ihrem Körper zufrieden und setzen sich realistische Ziele.* Wenn Sie einen Meter sechsundsiebzig groß sind und rund 75 Kilogramm wiegen, so seien Sie nicht von der Vorstellung besessen, sie dürften allenfalls 65 Kilogramm wiegen, und sind, falls Sie das nicht schaffen, ein Versager. Akzeptieren Sie sich so, wie Sie heute sind, während Sie von nun an daran arbeiten, jeden Tag abzunehmen, wenn auch nur ein bißchen.

▶ *Sie gehen systematisch vor.* Menschen, die erfolgreich mit ihrem Körpergewicht umgehen, bereiten sich auf gesellschaftliche und andere Ereignisse dadurch vor, daß sie zu

Hause volle, ausgeglichene Mahlzeiten zu sich nehmen und notfalls ihr eigenes Essen mitnehmen. Sie sind konsequent, was ihre Zielsetzung betrifft und arrangieren ihre Zeitpläne so, daß immer Raum für Mahlzeiten und gymnastische Übungen bleibt – die wichtigsten Obliegenheiten des Tages.

▶ *Sie kennen die Gründe für übermäßiges Essen und ehemaliges Fehlverhalten.* Menschen essen aus vielen Gründen, vom körperlichen Hunger einmal abgesehen. Viele futtern in sich hinein, um Schmerzen zu betäuben oder Langeweile zu überspielen – oder nur wegen der oralen Stimulation. Wenn Sie einmal dahintergekommen sind, weshalb Sie zu viel essen, so ersetzen Sie das durch etwas anderes. Ich hatte mir zum Beispiel während meiner Arbeitspausen angewöhnt, mir sozusagen als Symbol meiner »Auszeit« irgend etwas in den Mund zu stopfen. Dann wurde mir bewußt, daß ich gar nicht wirklich hungrig war und entschloß mich zu einer gesünderen Verhaltensweise. Heute werfe ich statt dessen mit Pfeilen nach der Zielscheibe oder besuche während meiner Arbeitspause einen Kollegen weiter unten am Korridor.

Übrigens hat die japanische Regierung eine interessante diätetische Methode vorgeschlagen: Man sollte pro Tag mindestens 30 verschiedene Nahrungsmittel zu sich nehmen. Dadurch ist es so gut wie sicher, daß man eine breite Vielfalt von Nährstoffen zu sich nimmt – es sei denn, es handelt sich um 30 verschiedene Arten von »junk food«! Und die meisten Menschen können getrost eines der Nahrungsmittel »überdosieren«, wenn sie noch 29 andere in ihren Ernährungsplan mit einbeziehen.

ESSEN ALS KAMPFMETHODE

Wir haben uns mit einer Menge ernährungswissenschaftlicher Themen befaßt. Die fünf Elemente einer durchschlagenden anti-osteoarthrotischen Diät sind Nahrungsmittel, die Antioxidantien und andere, die Flavonoide enthalten, die schädlichen Nebenwirkungen von Arzneien entgegentreten, die Entzündungen lindern und die Sie befähigen, Ihr Gewicht zu halten. Fassen wir einmal genau zusammen, was Sie essen können, um diese fünf Elemente in Ihre Ernährung einzubauen und damit die Osteoarthrose zu bekämpfen.

1. Nahrungsmittel, die Antioxidanzien enthalten

Vitamin A/Carotinoide. Gelb-orangefarbene Früchte und Gemüse, Aprikosen, Honigmelonen, Mangos und Papayas und grüne Gemüse wie Brokkoli, Spinat, Petersilie und anderes grüne Blattgemüse und Karotten.
Vitamin C. Schwarze Johannisbeeren, Erdbeeren, Papayas, Kiwis, Orangen und Grapefruits und frisches, rohes Gemüse wie Paprika, Brokkoli, Rosen-, Grün- und anderer Kohl und Kartoffeln.
Vitamin E. Pflanzliche Öle (Sonnenblumen-, Distel- und Weizenkeimöl), außerdem Sonnenblumenkerne, Weizenkeime, Nüsse, Avocados, Sojabohnen, Schwarzwurzeln, Himbeeren und Brombeeren.
Selen. Der Selengehalt von Lebensmitteln schwankt beträchtlich. Der derzeit beste Lieferant sind Paranüsse.

Zusammenfassung: Um viele Antioxidanzien aufzunehmen ...
müssen Sie zumindest ein Nahrungsmittel aus der Liste der Vitamin A/Carotinoide und zwei aus der Vitamin-C-Liste essen. Ein Eßlöffel Öl oder etwas anderes aus der Vitamin-E-Liste reicht aus, und einmal in der Woche sollten Sie eine stark selenhaltige Mahlzeit zu sich nehmen.

Wenn Sie die Substanzen als Präparat einnehmen wollen, so sprechen Sie das mit Ihrem Arzt ab. Im allgemeinen werden für die meisten Erwachsenen die zuvor schon angegebenen Dosen von Antioxidanzien als angemessen betrachtet.

2. Nahrungsmittel, die Flavonoide enthalten

Flavonoide finden sich in Zitrusfrüchten, Beeren, grünem Tee, Zwiebeln, Steinobst (wie Kirschen und Pflaumen) und in Vollkorngetreide. Nehmen Sie pro Tag mindestens eine Mahlzeit zu sich, die reich an Flavonoiden ist. Falls Sie sie als Präparat einnehmen wollen, so sind sich die meisten Ernährungswissenschaftler darin einig, daß Sie 100 Milligramm Flavonoide auf 500 Milligramm Vitamin C zu sich nehmen sollten.

3. Nahrungsmittel, die den Nebenwirkungen beim Gebrauch von NSAIDs, Steroiden und anderen Medikamenten entgegenwirken

Vitamin C (siehe oben).
Eisen. Innereien (Leber, Herz, Nieren usw.), Fleisch, Vollkorngetreide, dunkelgrünes Blattgemüse, Pfifferlinge, Preiselbeeren.
Folsäure. Leber, dunkelgrünes Blattgemüse, Zuckermais, Blumenkohl, Porree, Wachsbohnen, Rote Bete, Brokkoli.
Phosphor. Innereien, Fleisch, Fisch, Geflügel, Eier, Milchprodukte, Sojabohnen.
Zink. Austern, Fleisch, Geflügel, Fisch, Innereien, Vollkornbrot.
Kalium. Fleisch, Sojabohnen, Kartoffeln, Avocados, Bananen, Aprikosen.

Zusammenfassung: Um die schädlichen Nebenwirkungen von Medikamenten zu bekämpfen ...

Wenn Sie Acetylsalicylsäure einnehmen: Essen Sie zusätzlich jeden Tag Nahrungsmittel mit hohem Vitamin-C-, Eisen- und Folsäuregehalt.
Wenn Sie Indometacin einnehmen: Täglich stark eisenhaltiges Essen zu sich nehmen und Salzverbrauch einschränken.
Wenn Sie Antazida einnehmen: Täglich stark phosphathaltige Mahlzeiten einnehmen.
Wenn Sie Corticosteroide einnehmen: Nehmen Sie zusätzlich jeden Tag Zink, Kalium, Vitamin C und D enthaltende Nahrungsmittel zu sich. Beschränken Sie sich auf fettarme, kalorienarme Speisen, um dem gesteigerten Appetit entgegenzuwirken.

4. Nahrungsmittel, die Entzündungen reduzieren

Omega-3-Fettsäuren – die wirkungsvollsten sind die EPAs, die in Kaltwasserfischen vorkommen, die unter natürlichen Bedingungen leben. Omega-3-Fettsäuren sind die besten natürlichen Entzündungsbekämpfer, und EPA ist der Beste dieser Omega-3-Fettsäuren. Makrelen, Sardellen, Heringe, Lachse, Sardinen, Seeforellen, Stör aus dem Atlantik und Thunfisch sind gute EPA-Lieferanten. (Aber nicht tiefgefroren!) Zwei bis fünf Fischmahlzeiten pro Woche sind empfehlenswert. Wenn Sie keinen Fisch essen, können Sie auch täglich 1 bis 2 Teelöffel Fischöl einnehmen. *(Anmerkung: Nehmen Sie nicht mehr als diese empfohlene Menge an Fischöl, da sich große Mengen toxisch auswirken und die Blutgerinnung stören können. Also fragen Sie erst Ihren Doktor, bevor Sie Fischöl einnehmen.)*

Nachtkerzenöl, Öl von den Kernen der schwarzen Johannisbeeren und Borretschsamenöl – sie alle enthalten Gamma-Linolensäure (GLA), ein annehmbarer, wenngleich weniger wirkungsvoller Ersatz für EPA. Trotzdem kann GLA in seltenen Fällen bei manchen Menschen vielleicht Entzündungen auslösen, also wenden Sie es mit Vorsicht an. Diese Öle unterstützen Ihre Diät, aber sie sind meist recht teuer. Eine Standard-Dosis sind 200 bis 300 Milligramm (es gibt sie in Kapseln) – aber, wie gesagt, fragen Sie erst Ihren Arzt.

Pflanzenöle wie die aus *Mais, Sojabohnen, Sonnenblumen, Färberdistel (Saflor) oder Leinsamen* – sie alle enthalten Linolensäure, was den EPA-Spiegel hebt und damit die entzündliche Reaktion vermindert. Ein Eßlöffel voll pro Tag wird für die meisten Menschen hilfreich sein.

Zusammenfassung:
Um mit Ihrer Ernährung die entzündliche Reaktion
zu vermindern, nehmen Sie entweder ...

▶ Zwei bis fünf Fischmahlzeiten pro Woche; oder täglich ein bis zwei Teelöffel Fischöl.
▶ Oder 200 bis 300 Milligramm Nachtkerzenöl, Öl aus den

Kernen von schwarzen Johannisbeeren oder Borretschsamenöl.
▶ Oder einen Eßlöffel der oben angeführten Pflanzenöle.

5. Das Körpergewicht unter Kontrolle halten

Gehen Sie nach einem systematischen Ernährungsplan vor. Konzentrieren Sie sich auf fettarmes, nährstoffreiches Essen. Lassen Sie keine Mahlzeiten aus, um dadurch abzunehmen, sonst essen Sie bei der nächsten Gelegenheit nur noch mehr. Verwenden Sie Ihre Zeit und Energie auf Fitneßübungen, verbessern Sie vor allem Ihre Ausdauerleistung und Ihre Kräfte. Und denken Sie daran, Änderungen allmählich vorzunehmen, so lange, bis sie zur zweiten Natur werden.

MYTHEN DER ARTHROSE-DIÄT

Eine gute Diät kann dazu beitragen, einige der Arthrose-Probleme in den Griff zu bekommen. Aber es gibt keine einzige Diät, die Arthrose »heilen« kann. Hüten Sie sich vor Ernährungsformen, die von Ihnen verlangen, ein einziges Lebensmittel oder irgendeinen Nährstoff in exzessiver Menge zu essen, oder vor solchen, die eine ganze Nahrungsgruppe ausschließen. Und hüten Sie sich vor folgenden drei populären »Ernährungs-Mythen«:

▶ **Mythos Nummer eins:** *Gemüse aus der Gruppe der Nachtschattengewächse aus der Ernährung zu verbannen, kann entzündete Gelenke bessern.* Dieser Mythos entstand in den sechziger Jahren, als ein Gartenbaukünstler an der Rutgers Universität feststellte, daß ihm persönlich seine entzündeten Gelenken zu schaffen machten, nachdem er Gemüse gegessen hatte, das aus der Gruppe der Nachtschattengewächse stammte. Zu den Nachtschattengewächsen (ihr lateinischer Familienname ist *Solanaceen*) gehören mehr als 1700 Kräuter und Stauden. Auf unseren Tisch kommen die

Arten Kartoffel, Tomate und Paprika. Auch gemäß den Ernährungsrichtlinien der anthroposophischen Medizin sollen Nachtschattengewächse gemieden werden. Obwohl häufig behauptet wird, es würde Arthrose heilen, wenn man diese Gemüse wegläßt, entbehrt diese Behauptung jeglichen wissenschaftlichen Nachweises.

▶ **Mythos Nummer zwei:** *Die Dong-Diät kann die Symptome der Arthrose erheblich lindern.* Es handelt sich um eine von Collin Dong, M.D., entwickelte Eliminations-Diät, an die sich viele Chinesen seit Jahrhunderten halten. Sie schließt alle Konservierungs- und Lebensmittelzusatzstoffe aus, Früchte, Rind- und Hammelfleisch, Kräuter, Alkohol und Molkereiprodukte. Es gibt keinerlei wissenschaftliche Beweise dafür, daß diese Diät wirkungsvoll ist.

▶ **Mythos Nummer drei:** *Eine vollwertige, stark mit Alfalfa (Luzerne) angereicherte Kost kann Symptome der Arthrose reduzieren.* In hoher Dosierung kann Alfalfa die normale Blutzellenproduktion stören. Und zu einer vollwertigen Ernährung gehört mehr als nur große Mengen eines bestimmten Nahrungsmittels zu essen.

Abstruse Diäten bei Osteoarthrose kommen und gehen, aber die gefahrlosen und gesunden Prinzipien bleiben die gleichen.

EINE DIÄT ALS THERAPIE FÜR ARTHROSEKRANKE

Hier ein Tagesplan mit Vorschlägen für Mahlzeiten, mit dem Sie beginnen können. Seien Sie kreativ, wechseln Sie mit möglichst vielen verschiedenen Früchten, Gemüsen und Getreiden ab, statt immer wieder dasselbe zu sich zu nehmen. Probieren Sie auch einmal Früchte und Gemüse, die Sie noch nie zuvor gegessen haben. Dies ist nur als eine Art Leitfaden gedacht. Und diskutieren Sie jede Änderung in Ihrer Ernährungsweise vorher mit Ihrem Arzt.

Falls Sie abnehmen wollen, halten Sie sich an die kleinere Zahl der empfohlenen Portionen, und lassen Sie die freigestellten Portionen ganz aus. (Portionsgrößen werden unten aufgeführt.)

Frühstück

2 bis 3 Portionen Brot/Vollkorngetreide
1 Portion Milch oder Joghurt (vorzugsweise fettarm)
1 Portion Obst

Mittagessen

2 bis 3 Portionen Brot/Vollkorngetreide
1 Portion Fisch, mageres Geflügel oder Fleisch (gelegentlich) oder Hülsenfrüchte
1 bis 2 Portionen Gemüse
1 bis 2 Portionen Obst
1 Portion Milch oder Joghurt (vorzugsweise fettarm)

Zwischenmahlzeit

1 Stück Brot (freigestellt)
1 Frucht (freigestellt)

Abendessen

2 bis 3 Portionen Brot/Vollkorngetreide
1 bis 2 Portionen Fisch, mageres Geflügel oder Fleisch (gelegentlich) oder Hülsenfrüchte
2 bis 3 Portionen Gemüse
1 Portion Obst (freigestellt)

Imbiss

1 Portion Brot (freigestellt)
1 Portion Milch oder Joghurt (vorzugsweise fettarm)

Vermeiden Sie durchwachsenes oder fettes Fleisch, dunkles Fleisch oder ersichtlich fette Geflügelhaut und Eidotter, denn sie enthalten die entzündungsauslösende Arachidonsäure. Wenn Sie Ihre Ernährung mit Omega-3-Fettsäuren, Antioxidantien, Mineralien und/oder Flavonoiden anreichern wollen, sprechen Sie vorher mit Ihrem Arzt.

Nun zu den Portionsgrößen der einzelnen Nahrungsgruppen. Obwohl es keinen allgemeingültigen Essensplan gibt, gibt es doch Richtlinien, die jeder befolgen kann.

Brot, Getreide, Reis und Teigwaren (6–11 Portionen). Diese Gruppe sollte den größten Bestandteil Ihrer Ernährung ausmachen. Sie versorgt Sie mit den unerläßlichen Kohlenhydraten, Ballaststoffen, Kalorien, B-Vitaminen und Eisen. Eine typische Portionsmenge in dieser Gruppe wäre ein Stück Brot, $1/2$ bis 1 Tasse Vollkorngetreide oder $1/2$ Tasse gekochter Reis oder Teigwaren. Unbedingt sollten Sie Vollkornprodukten den Vorzug geben.

Gemüse (3–5 Portionen). Diese Gruppe versorgt Sie mit wichtigen Vitaminen wie Vitamin C und Folsäure, Mineralstoffen, Ballaststoffen, Carotinoiden und anderen pflanzlichen Substanzen. Eine Portion Gemüse könnte z. B. 1 Tasse rohes und $1/2$ Tasse gekochtes Gemüses sein oder $3/4$ Tasse Gemüsesaft. (Der Saft sollte nicht mehr als eine Portion pro Tag ausmachen, denn ihm fehlen die so notwendigen Ballaststoffe.)

Früchte (2–4 Portionen). Vitamin C, Carotinoide und Ballaststoffe steuert die Gruppe der Früchte bei. Eine mittelgroße Frucht, $1/2$ Tasse Saft oder 1 Tasse zerkleinertes Obst bilden eine Portion. Für Obstsaft gilt wieder das Gleiche wie für Gemüsesaft.

Fleisch, Geflügel, Fisch, Hülsenfrüchte und Eier (2–3 Portionen). Eine Portion dieser Gruppe, die Sie mit Eiweiß, Vitamin B_1, B_6, B_{12} und anderen versorgt, ist vielleicht kleiner als Sie erwartet haben – nur knapp hundert Gramm gekochtes mageres Fleisch, Geflügel oder Fisch, oder $1/2$ Tasse gekochte Hülsenfrüchte oder ein Ei. Früher glaubte man, wir bräuchten eine Menge Eiweiß, um gesund zu bleiben, aber heute wissen wir, daß die meisten Menschen zu viel Eiweiß zu sich nehmen. Wenn Sie auf Fett verzichten, indem Sie von einem gebratenen Stück Geflügel die Haut abziehen und sich an die mageren Stücke von Fleisch und Geflügel halten, ernähren Sie sich eiweißreich, ohne sich mit allzuviel Kalorien zu belasten. Versuchen Sie, Ihren Rindfleischverzehr einzuschränken. Fisch ist eine ausgezeichnete Alternative, zumal es einen Zusammenhang gibt zwischen seinen Omega-3-Fettsäuren und der Gesundheit des Herzens und einer Verringerung der Entzündungsreaktionen.

Milch, Joghurt und Käse (2–3 Portionen). Diese Gruppe enthält Calcium, Vitamin D, Eiweiß und andere Nährstoffe, die wichtig sind für das Wachstum und den Erhalt kräftiger Knochen und stabilen Bindegewebes. Eine Portion ist gleich einer Tasse Milch, etwa 40 Gramm Frischkäse, etwa 60 Gramm Käse oder einer Tasse Joghurt. Vergessen Sie nicht, daß die meisten Käse viel Fett und damit Kalorien enthalten, greifen Sie also wenn möglich immer zu fettreduziertem Käse. Fettarme Milch und Joghurt sind ebenfalls zweckmäßiger als ihre üppigen Gegenstücke und enthalten die gleichen Nährstoffe.

KAPITEL 8

BEKÄMPFUNG DES SEELISCHEN TIEFS

Was ist Depression?

◆

Worin besteht die Verbindung zwischen Depression und Osteoarthrose?

◆

Was sind Anzeichen von Depression?

◆

Wie kann ich Depressionen bekämpfen?

◆

Was sind Antidepressiva?

◆

Was bewirken »Kopf hoch« und »Vertuschen«?

◆

Inwiefern verschlimmern Streß und Erschöpfung Depressionen?

◆

Wie kann ich meinen Körper gegen Streß und Erschöpfung widerstandsfähiger machen?

◆

Wie kann ich nachts besser schlafen?

Robins Probleme entstanden ganz allmählich. Zuerst schlief sie ganz einfach jeden Morgen ein bißchen länger und fühlte sich, wenn sie aufwachte, leicht erschöpft. Aber zwei Jahre später war sie die ganze Zeit über müde. Die Routinearbeit erschöpfte sie, und sie brachte kaum noch Kräfte für ihren Mann und ihre Freunde und Bekannten auf. Die Ärzte, die sie konsultierte, nahmen an, es könnte etwas mit ihrem Hormonsystem, ihrem Immunsystem oder ihrem Herzen zu tun haben, und unterzogen sie zahlreichen Tests und verordneten ihr »unzählige Arzneien, ich weiß nicht mehr, wie viele«. Natürlich hatten diese Medikamente Nebenwirkungen – einschließlich Depressionen –, und so mußten sie durch andere ergänzt werden, um die schädlichen Folgen der alten zu bekämpfen. Keiner der Ärzte fand irgend etwas heraus, das Robins Erschöpfungszustand erklärte. Das einzige, was bei dieser körperlich gesunden Fünfunddreißigjährigen nicht in Ordnung war, war eine ausgeprägte Osteoarthrose im rechten Knie.

Osteoarthrose. Das war das Problem. Nicht unmittelbar, denn Osteoarthrose löst an sich keine Erschöpfung oder emotionale Verstimmung aus. Aber alles, was Schmerz, begrenzte Bewegungsfähigkeit und drohende Behinderung mit sich bringt, kann zu Depression führen, die sich wiederum in Erschöpfung, Lustlosigkeit, mangelndem Interesse an Familie und Freunden, sexuellen Problemen und vielen anderem äußert. Es stellte sich heraus, daß Robin eine sehr vielversprechende Fechterin und mögliche Kandidatin für die Olympischen Spiele gewesen war, als sie im Alter von 23 durch eine Osteoarthrose im rechten Knie – dem »Ausfall«-Knie – gezwungen war, den Degen beiseite zu legen. Mit einem Schlag waren ihre Zukunftsträume zerstoben. Sie bekam Depressionen, die sich noch vertieften, als die Schmerzen in ihrem Knie zunahmen, und die sie zwangen, auch das Joggen und Volleyballspielen am Strand aufzugeben, was sie bis dahin mit Mann und Freunden so sehr genossen hatte. »Ich kam mir mit 25 alt und verbraucht vor«, sagte sie seufzend. »Kein Wunder, daß ich deprimiert war.«

Depression ist eine weitverbreitete Nebenwirkung von Osteoarthrose. Es ist ganz natürlich, innerlich durcheinander zu geraten, wenn Schmerzen Sie zwingen, Ihre Lieblingsbeschäftigungen aufzugeben, wenn routinemäßige Arbeiten schwierig werden und selbst das Sitzen weh tut. Das Risiko von Depressionen erhöht sich noch, wenn sich die Schmerzen weiter verstärken und die Behinderung zunimmt, wenn unvorhersehbare Schmerzanfälle einem das Gefühl vermitteln, daß man dieser Krankheit hilflos ausgeliefert ist. Tatsächlich sind manche Wissenschaftler der Ansicht, daß Bewegungseinschränkung oder Behinderung sehr viel wahrscheinlicher Depressionen auslöst als der Schmerz an sich. Ungefähr 20 Prozent der an Osteoarthrose Leidenden verfallen zu irgendeinem Zeitpunkt in Depressionen, was mit dem Prozentsatz an Depressionen bei Gruppen von Menschen mit anderen chronischen Erkrankungen übereinstimmt.

Was ist Depression – und was nicht?

Für gewöhnlich wenden wir den Ausdruck *Depression* an, um eine umfangreiche Gruppe leichter bis schwerer emotionaler Störungen zu bezeichnen, die entweder chronisch, wiederholt auftretend oder einmalig sein können.

Chronische depressive Störungen können jahrelang, sogar jahrzehntelang andauern, wobei die Symptome häufig in den ersten beiden Jahren am drastischsten sind. Immer wieder auftretende depressive Störungen tauchen auf und verschwinden periodisch, und der Betroffene empfindet sich zwischen den Anfällen als gesund. Einmalige Anfälle von Depression dauern ein paar Tage oder Wochen an, um dann für immer zu verschwinden. Wenn Ihr Arzt Ihnen sagt, Sie hätten eine »echte« Depression, so bedeutet das, daß die Symptome ernsthaft sind oder häufig genug auftreten, um eine medizinische Behandlung zu rechtfertigen. Es gibt auch »subklinische« Depressionen, eine weniger ernsthafte Version, bei der zwar einige Symptome vorhanden sind, die jedoch nicht gravierend genug sind, um einer Diagnose oder Behandlung zu bedürfen – es sei denn, sie nehmen stetig zu oder werden immer bedrückter.

Dann gibt es da noch das »seelische Tief« oder die »schlechte Verfassung«. Dabei handelt es sich *nicht* um eine echte Depression, sondern im allgemeinen um eine Reaktion auf ein unerfreuliches Ereignis wie zum Beispiel den Verlust eines Arbeitsplatzes oder dem Versagen in einer Prüfung. Wir fühlen uns eine Zeitlang miserabel und kehren dann zu unserem gewohnten emotionalen Zustand zurück. Auf negative oder streßbeladene Episoden mit einem »Tief« zu reagieren, ist völlig normal. Zu einem ernsthaften Problem wird es erst dann, wenn es ungewöhnlich lange andauert, wenn es der unglücklichen Situation gegenüber unangemessen stark ist oder wenn Sie das Gefühl haben, nicht aus eigener Kraft mit diesen Empfindungen fertig zu werden.

ANZEICHEN FÜR DEPRESSION

Es ist völlig normal, *Symptome* von Depression zu haben – wir bekommen sie häufig. Aber wenn sie überhaupt nicht wegzugehen scheinen, wenn sie schlimmer werden, oder wenn noch weitere Symptome auftauchen, so können Sie tatsächlich von einem Zustand der Depression sprechen. Hier folgt eine Liste der Probleme, auf die Sie sorgfältig achten müssen. Wenn eines oder mehrere davon wochenlang oder noch länger anhalten, ist es ratsam, die Situation mit Ihrem Arzt zu besprechen.

- ▶ Interesselosigkeit an Dingen, die Sie eigentlich gern tun.
- ▶ Mangelndes Interesse an Sex.
- ▶ Gereiztheit oder trübselige Stimmungen.
- ▶ Rastlosigkeit oder verzögerte Empfindungen.
- ▶ Gefühle von Wertlosigkeit oder Schuld.
- ▶ Wechselnder Appetit, was entweder zu Gewichtszunahme oder -verlust führt.
- ▶ Selbstmordgedanken oder Gedanken ans Sterben.

- ▶ Konzentrations-, Denk- oder Gedächtnisprobleme.
- ▶ Entschlußlosigkeit.
- ▶ Schlafmangel oder zuviel Schlaf.
- ▶ Konstanter Mangel an Energie.
- ▶ Kopfschmerzen, die nicht von einem anderen Leiden oder Zustand herrühren.
- ▶ Schmerzen, die nicht von einer Krankheit oder einem bestimmten Zustand ausgelöst werden.
- ▶ Verdauungsprobleme, die nicht mit einer Erkrankung oder einer anderen erkennbaren Ursache in Zusammenhang stehen.
- ▶ Gefühle der Hoffnungslosigkeit.
- ▶ Beängstigung.
- ▶ Minderwertigkeitsgefühle.
- ▶ Alpträume wegen Verlust, Schmerz oder Tod.
- ▶ Gedankliche Beschäftigung mit oder Zwangsvorstellungen von eigenem Versagen, Krankheiten oder anderen unangenehmen Themen.
- ▶ Furcht vor Alleinsein oder Alleingelassenwerden.

Ein nachlassendes Interesse an Sex ist ein leicht auszumachendes Depressionssymptom bei denjenigen, die zuvor ein gesundes Sexualleben genossen haben. Schmerzen, Depression, Erschöpfung und Streß können sich verheerend auf Ihr Sexualleben auswirken, Ihre Depressionen und Gefühle der Hoffnungslosigkeit verstärken.

Dies sind nicht die einzigen Symptome von Depression, und selbst wenn Sie eines oder mehrere davon haben, bedeutet das noch nicht, daß Sie im klinischen Sinn depressiv sind. Aber sie können Hinweise auf gewisse Problemzonen sein. Ihre emotionale Gesundheit ist ebenso wichtig wie Ihre physische, also wenden Sie sich an Ihren Arzt, wenn Sie Hilfe brauchen. (Halten Sie sich nicht an diese Leitlinien zum Zweck der Selbst-Diagnose – nur ausgebildete und erfahrene Fachleute sind qualifiziert, eine Diagnose zu stellen.)

WER NEIGT AM EHESTEN DAZU, DEPRESSIV ZU WERDEN?

Ärzte und Psychologen haben spezifische Risikofaktoren herausgefunden, welche die Wahrscheinlichkeit von Depression erhöhen. Sie gelten für die allgemeine Bevölkerung, nicht nur für an Osteoarthrose Leidende. Ihr Risiko erhöht sich, wenn:

▶ Sie eine Frau sind.
▶ Sie bereits eine Depressionsphase hatten.
▶ Ihre erste Phase der Depression vor dem 40. Lebensjahr lag.
▶ Sie eine chronische Erkrankung oder ein chronisches Leiden haben (einschließlich einer Sie sehr beeinträchtigenden Osteoarthrose).
▶ Sie gerade ein Baby bekommen haben.
▶ Sie wenig oder keine emotionale Unterstützung (Familie, Freunde) haben.
▶ Sie gerade eine im positiven oder negativen Sinn von Streß erfüllte Lebenserfahrung hinter sich haben.
▶ Sie Drogen- oder Alkoholmißbrauch betreiben.
▶ In Ihrer Familie depressive Störungen vorkommen.
▶ Frühere depressive Zustände nur teilweise aufgelöst wurden.
▶ Sie versucht haben, Selbstmord zu begehen.

Sie sind nun nicht zu Depressionen verdammt, wenn Sie einen oder auch mehrere dieser Risikofaktoren aufzuweisen haben, und ebenso wenig besteht eine Garantie für ein depressionsfreies Dasein, wenn dem nicht so ist. Doch trägt diese Liste dazu bei, die Menschen, die möglicherweise für Depressionen anfällig sind, zu identifizieren, so daß sie selbst, ihre Familie und ihre Ärzte das Augenmerk auf frühe Anzeichen für kommende Probleme richten können.

Wenn Sie den Eindruck haben, depressiv zu sein, dann bemühen Sie sich *sofort* um professionelle Hilfe. Bitten Sie Ihren Arzt, Ihnen einen Therapeuten zu empfehlen. (Wenn das nicht klappt, erkundigen Sie sich bei jemand Ihres Vertrauens oder einer anderen, in Gesundheitsproblemen bewanderten Person, beispielsweise einer Krankenschwester danach.) Bevor Ihnen Ihr Arzt oder Ihre Ärztin einen Therapeuten empfiehlt, sollte er oder sie die Möglichkeit einer hormonellen Störung, einer Parkinsonschen Erkrankung, einer Huntington-Chorea, eines chronischen Müdigkeitssyndroms oder anderer Leiden ausschließen. Und da gewisse Medikamente Depressionen verursachen können, sollte sich Ihr Arzt bei Ihnen erkundigen, welche Arzneien Sie derzeit einnehmen oder vor kurzem eingenommen haben.

WENN IHRE OSTEOARTHROSE DEPRESSIONEN HERVORRUFT ...

Vorweg: *Was »Kopf hoch« und »Vertuschen« betrifft* – Menschen, die an Osteoarthrose leiden, haben häufig eine Vielfalt von Techniken entwickelt, um ihre täglichen Aktivitäten trotz chronischer Schmerzen beibehalten zu können. »Kopf hoch« heißt es dann, weil sie ja beweisen wollen, daß alles okay sei. Vielleicht spielen sie an den Wochenenden nach wie vor Basketball oder weigern sich, bei ihrer Arbeit irgendwelche Veränderungen vorzunehmen, mit deren Hilfe sie ihren Beruf leichter bewältigen würden. Manchen Menschen gelingt es, tagsüber tatsächlich den Kopf hochzuhalten, obwohl sie dann oft während des gesamten Abends und in der Nacht an Erschöpfung und quälenden Schmerzen leiden.

»Vertuschen« ist ein Versuch, die Osteoarthrose geheimzuhalten. Die Betreffenden behaupten, wenn sie danach gefragt werden, es ginge ihnen ausgezeichnet, selbst wenn sie Schmerzen haben. Sie weigern sich, einen Stock oder andere Hilfsmittel zu benutzen, denn damit müßten sie sich ja zu ihren Schmerzen bekennen. Statt andere erkennen zu lassen, daß ihnen etwas weh tut, ziehen sie sich eher zurück. Und weil sie keine Hilfe annehmen können, verhärten sie in ihrem Leiden immer mehr.

Wenn Sie also zu den »Kopf hoch«-Sagern oder Vertuschern gehören, so bringen Sie sich unwissentlich um die hilfreiche Unterstützung derer, die Ihnen am nächsten stehen – dann, wenn Sie sie am dringendsten brauchen.
Denken Sie immer daran, daß die Symptome Ihrer Depression sehr wahrscheinlich verschwinden werden, sobald die Arthrose-Kur einmal Ihre Schmerzen beseitigt hat und Sie wieder Ihr normales Leben aufnehmen können, aber in der Zwischenzeit ...

Psychotherapie (die »Rede-Kur«) und medikamentöse Therapie sind die beiden hauptsächlichen Behandlungsmethoden bei Depression. Milde Formen werden im allgemeinen mit Psychotherapie behandelt. In ernsteren Fällen wird häufig eine sofortige medikamentöse Behandlung einsetzen. Die Kombination – Psychotherapie und medikamentöse Behandlung – wird für die meisten Depressionsphasen, selbst für mildere Formen, immer üblicher, weil:

▶ *Sie die normalen körperlichen Verhaltensmuster schneller wiederherstellen.* Antidepressiva können angewandt werden, um viele der durch Depression verursachten Probleme zu normalisieren: Schlaf, Appetit, sexuelles Verlangen und Antrieb. Je früher Sie in diesen Bereichen wieder zur Normalität zurückkehren, desto schneller befinden Sie sich auf dem Weg zu völliger Gesundung.
▶ *Sie dazu beiträgt, daß die Medikation bereitwillig und zuverlässig eingehalten wird.* Ärzte wissen, daß es sehr viel wahrscheinlicher ist, daß Patienten, die psychotherapeutische Unterstützung erhalten, ihre Medizin einnehmen, als diejenigen, die in dieser Richtung keine zusätzliche Hilfe haben.
▶ *Sie den kombinierten Einfluß von Chemie und Psychologie anerkennt.* Als Wissenschaftler mit Hilfe der Computertomographie die Gehirne mental gestörter Patienten untersuchten, stellten sie fest, daß die Behandlung mit Medikamenten und Psychotherapie in der Gehirntätigkeit die

gleichen Veränderungen bewirken. Mit anderen Worten: Psychotherapie und medikamentöse Therapie beeinflussen das Gehirn auf die gleiche Weise. Und wenn beides zugleich angewandt wird, so wird das für entsprechend wirkungsvoller gehalten als nur eine Methode allein.

Suchen Sie unbedingt Ihren Arzt auf, bevor Sie Medikamente einnehmen, um sicher zu sein, daß Sie nicht irgend etwas schlucken, das Ihre Depression verschlimmert. Prednison, Indometacin und andere schmerzstillende Mittel bei Osteoarthrose können Depressionen hervorrufen. Das gleiche trifft für gewisse Beruhigungsmittel wie Valium und Librium zu. Codein und andere Medikamente gegen Schmerzen können eine bestehende Depression noch verstärken. Schlafmittel können ebenfalls zu Depressionen beitragen, weil sie Ihren Schlafrhythmus verändern. Deshalb ist es so wichtig, mit Ihrem Arzt zu sprechen, *bevor* Sie Medikamente einnehmen.

MEDIKAMENTE, DIE IM ALLGEMEINEN VERSCHRIEBEN WERDEN

Depressionen sind ein komplexes, geheimnisvolles Geschehen. Medikamente gegen sie zu entwickeln, die die Beschwerden erleichtern, ist schwierig. Die Antidepressiva, die es heute gibt, können die chemische Aktivität des Gehirns verändern. Sie wirken sich verschieden auf die biochemischen Vorgänge im Gehirn aus. Das größte Problem der Antidepressiva liegt in ihren mögliche Nebenwirkungen: Trockener Mund, Übelkeit, Durchfall, Kopfschmerzen, Schlafstörungen, Nervosität, Benommenheit, Verstopfung, erhöhte Schweißabsonderung, Appetitanregung, Magersucht, Verwirrungszustände, Impotenz und bei Männern über fünfzig Schwierigkeiten beim Wasserlassen. Schwerwiegendere Komplikationen sind: erhöhter Blutdruck, unregelmäßiger Herzschlag, Tremor (Zittern), Schlaganfall und Angstzustände. Eine Überdosis kann zu Vergiftung mit Todesfolge führen.

Antidepressiva brauchen zudem lange Zeit, bis sie wirken. Zwei, vier oder bis zu acht Wochen können vergehen, bis positive Veränderungen erkennbar werden. Und die anfänglichen Fortschritte können sehr subtil sein – eine etwas aufrechtere Haltung, ein bißchen häufigeres Lächeln, ein wenig mehr Aufmerksamkeit auf die äußere Erscheinung. Die Familie des Patienten bemerkt solche Veränderungen oft noch vor dem Betroffenen selbst.

Obwohl Medikamente durchaus ihren Platz in der Behandlung von Depressionen haben, verdecken sie doch häufig die Symptome, und die zugrundeliegenden Ursachen werden ignoriert. Und die Nebenwirkungen können gefährlicher sein als das ursprüngliche Problem. Glucosamin und Chondroitin können andererseits machtvolle »Antidepressiva« sein, nicht weil sie sich direkt auf die seelische Stimmung auswirken, sondern weil sie eben dazu beitragen, das eigentliche Problem zu beheben. Aber so etwas wie ein »Wunder über Nacht« gibt es nicht; es braucht seine Zeit, bis diese beiden Substanzen wirken. Deshalb ist es ja so wichtig, eine Vielfalt von depressionsbekämpfenden Methoden anzuwenden. Manche wirken stärker, manche schneller, wieder andere brauchen länger. Gemeinsam können sie zur Gesundung beitragen. Und denken Sie an eines: Wenn Sie Ihrer Osteoarthrose wegen Depressionen haben, so werden die sich aller Wahrscheinlichkeit nach legen, so bald die Arthrose-Kur zu wirken beginnt.

DEPRESSIONEN MEISTERN

Wenn Sie sich wegen der Behinderungen durch Ihre Osteoarthrose deprimiert fühlen, so lernen Sie, damit umzugehen. Experten auf dem Gebiet mentaler Gesundheit stimmen darin überein, daß diejenigen, die ihr körperliches Leiden am besten bewältigen, auch am besten gegen Depressionen gefeit sind. Mit anderen Worten, wenn Sie mit Ihrer Osteoarthrose richtig umgehen, werden Sie weniger deprimiert sein. Zu den besten Voraussetzungen gehören hier Energie zur Lösung des Problems und Flexibilität. Menschen, die ihre Schwierigkeiten frontal angehen und sie mit Kreativität zu bewältigen versuchen, haben die besten Chancen. Ebenso auch diejenigen, die die Veränderungen in ihrem Leben akzeptieren, sich neuen Aktivitäten, Unternehmungen und Vorstellungen zuwenden, wenn sie gezwungen sind, die alten beiseite zu legen. Wenn zum Beispiel ein kreativer, flexibler Mensch mit Osteoarthrose im Knie nicht länger joggen kann, so kann er sich vielleicht dem Schwimmen zuwenden.

Sich einer Selbsthilfegruppe anzuschließen, wo Sie Mitgefühl für Ihre Probleme und Tips für deren Lösung finden können, ist ebenfalls eine gute Idee. In jeder Selbsthilfegruppe herrscht eine andere Atmosphäre, je nach Leitung und Teilnehmern. Lassen Sie die Finger von Gruppen, die allzu viel Zeit auf Stöhnen und Beschwerden verwenden. Suchen Sie sich statt dessen eine, bei der der Nachdruck auf der Lösung der Probleme und der Bewältigung des Daseins liegt.

DEN STRESS BESIEGEN HILFT, DEPRESSIONEN ZU BEWÄLTIGEN

Wenn Ihre Osteoarthrose Depressionen hervorruft, sorgen Sie dafür, so viel Streß wie möglich zu vermeiden, bis Sie sich besser fühlen – körperlich und emotional. Streß ist die Reaktion des Körpers, Gemüts und Gefühls auf die alltäglichen und außergewöhnlichen Belastungen des Daseins. Streß ist kein Ding oder ein Ereignis an sich – es ist unsere Reaktion. Ein Beispiel: Eine Entlassung aus einem Arbeitsverhältnis kann für den einen Menschen vernichtend sein, während ein anderer sie vielleicht zum Anlaß nimmt, sich einen besseren Job zu suchen oder frühzeitig in den Ruhestand zu treten. Die Situation ist die gleiche – der Unterschied liegt in der Reaktion.

Die Tatsache, daß Streß also die *Reaktion* ist, erklärt, weshalb manche Menschen von ihrer Osteoarthrose mehr belastet sind als andere. Manche lassen sich von ihren Schmerzen und ihrem Behindertsein nicht so irritieren wie andere. Aber selbst unter denjenigen, die ihr Los relativ gelassen tragen, kann Arthrose eine bedrückende Sache sein. Streß kann sich auf verschiedene Weise äußern, die Symptome sind:

- Müdigkeit
- Muskelverspannung
- Innere Unruhe, Angstgefühle
- Reizbarkeit und Zorn
- Magenbeschwerden
- Nervosität, Zittern
- Kalte, verschwitzte Hände
- Appetitlosigkeit oder stark vermehrter Appetit
- Allgemein schlechtes Befinden (Schwäche, Benommenheit, Kopfschmerzen, Rückenschmerzen u. a.)

Streß muß nicht unbedingt Depressionen *verursachen,* aber er kann sie mit Sicherheit verschlimmern. Er veranlaßt die Hormondrüsen, chemische Stoffe abzusondern, die auf den Körper wie ein Schock wirken und das Immunsystem schwächen können, wobei dann die arthrotischen Symptome noch schmerzhafter zu sein scheinen und das Risiko erhöht wird, sich auch andere Krankheiten zuzuziehen.

Die beste Verteidigung gegen Streß ist eine positive Einstellung. Vergessen Sie nicht, daß Streß eben nicht eine Sache an sich ist – er ist nur der *Stressor* (auch als Umweltstreß oder Streßeinflüsse bezeichnet). *Wie Sie auf den Stressor reagieren entscheidet, ob Sie unter Streß stehen oder nicht.* Das bedeutet, daß Sie Streß buchstäblich »wegdenken« können. Bitte verstehen Sie das richtig: Sie sind nicht selbst dafür verantwortlich, daß Sie gestreßt sind; es ist nicht Ihre »Schuld«. Aber dadurch, daß Sie sich auf das Problem konzentrieren, können Sie Ihren Streß steigern. Die gute Nachricht ist, daß Sie mit einer Konzentration auf alles, was angenehm, optimistisch, liebevoll und erfreulich ist, einen großen Happen Ihres Stresses abbauen können. Der unglückliche Anlaß (Ihre Osteoarthrose) wird nach wie vor bestehen, aber Ihre Reaktion auf ihn wird eine andere sein. Natürlich – Arthrose bedeutet Schmerzen. Aber lohnt es sich, sich übertrieben darüber zu erregen, wenn das alles nur noch schlimmer macht? Natürlich ist es schwierig, angesichts von Widrigkeiten zu lächeln. Aber wenn das alles durch Lächeln verbessert werden kann, ist es dann nicht eine Medizin? Deshalb Ihr Rezept: Behalten Sie Ihr Lächeln bei, erfüllen Sie Ihr Inneres mit Gedanken der Liebe, Freude und des Optimismus.

Und während Sie den Streß mit einem Lächeln besiegen, können Sie zugleich sich selbst körperlich aufbauen:

▶ Machen Sie regelmäßig Übungen. Fast jeder kann irgendeine Gymnastik betreiben, selbst Menschen mit starker Osteoarthrose. Wenn Sie nicht mehr joggen können, versuchen Sie es mit Schwimmen. Wenn Aerobic-Kurse die Gelenke Ihres Unterkörpers zu sehr belasten, versuchen Sie es mit Wasser-Aerobic oder einem feststehenden Rad. Selbst wenn Sie ans Bett gefesselt sind, können Sie kräftigende Übungen machen, wie Beine anheben und den Oberkörper bewegen.
▶ Sprechen Sie mit Ihrem Arzt über gymnastische Übungen und Aktivitäten, die Ihnen zu einer guten Körperhaltung verhelfen und die Belastung Ihrer Gelenke vermindern.
▶ Lassen Sie Ihrem Körper alle erforderlichen Nährstoffe zukommen, indem Sie sich vollwertig ernähren. Vermeiden Sie Zucker und Koffein, und lassen Sie die Finger von fettem und süßem »Fast Food« und Desserts. Nehmen Sie viele nährstoffreiche Gemüse und Früchte und Vollkorngetreide zu sich.
▶ Falls Sie alkoholische Getränke schätzen, trinken Sie sie nur in Maßen. Bleiben Sie weg von starken Drinks.
▶ Schlafen Sie viel.
▶ Suchen Sie eine für Sie passende Entspannungstechnik und praktizieren Sie sie *täglich*.
▶ Denken Sie sich eine Möglichkeit aus, Ihr Dasein positiv zu verändern und nehmen Sie diese Veränderung dann vor.
▶ Lernen Sie, Ruhe und Aktivität miteinander in Einklang zu bringen – mit anderen Worten: Finden Sie Ihren Lebensrhythmus.

- Wenn Sie einen starken Schmerzanfall haben, schränken Sie Ihre Aktivitäten ein, und gönnen Sie sich Zeit für Ruhe.
- Übernehmen Sie sich nicht und planen Sie im voraus, wenn Sie eine schwierige Aufgabe vor sich haben.
- Bitten Sie um Hilfe, wenn Sie sie brauchen.
- Begrenzen Sie Ihre Aktivitäten und Verpflichtungen auf ein zu bewältigendes Maß.

SORGEN SIE FÜR GUTEN NACHTSCHLAF

Ein guter nächtlicher Schlaf ist eine ausgezeichnete Abwehrmaßnahme gegen Streß, Müdigkeit und Depressionen (es sei denn, Ihre Depression veranlaßt Sie, zu viel zu schlafen). Hier einige Tips für besseren Schlaf:

- Befolgen Sie einen regelmäßigen täglichen Arbeitsplan. Halten Sie beim Aufstehen und Zubettgehen feste Zeiten ein.
- Machen Sie regelmäßig gymnastische Übungen, aber nicht spät am Abend.
- Schaffen Sie sich eine ruhige und gemütliche Umgebung, in der Sie schlafen. Wenn Sie Licht stört, so ziehen Sie dichte Fenstervorhänge zu, um es auszuschließen. Wenn Sie geräuschempfindlich sind, versuchen Sie mit Ohrstöpseln zu schlafen.
- Verbringen Sie vor dem Zubettgehen eine Stunde damit, sich völlig zu entspannen.
- Nehmen Sie vor dem Schlafengehen ein erholsames Bad.
- Wenden Sie Entspannungsmethoden an.
- Hören Sie beruhigende Musik.
- Vermeiden Sie am Abend koffeinhaltige Getränke.
- Seien Sie vorsichtig mit Alkohol. Ein Nachttrunk vor dem Zubettgehen kann am nächsten Morgen ein Gefühl der Müdigkeit und des Unausgeruhtseins verursachen.

Berührungen

Berührungen stellen eine wunderbare Heilmethode dar – ihre wohltuende Wirkung hat sich immer wieder erwiesen. Nehmen Sie das Beispiel von neugeborenen Kindern. Es wurden Studien gemacht mit Frühgeborenen: Die eine Gruppe wurde nicht mit den Händen angefaßt, die andre wurde immer wieder sanft berührt. Im Vergleich ergab sich, daß die »berührten« Babys 45 bis 50 Prozent mehr an Gewicht zunahmen, bevor sie nach Hause entlassen wurden, als die anderen Kinder. Die »berührten« Kinder waren munterer, aktiver und an ihrer Umgebung interessierter und konnten früher nach Hause entlassen werden. Die Wirkung dauerte an, denn die »berührten« Babys hatten später in ihrem jungen Leben weniger gesundheitliche Probleme als die anderen.

Auch Erwachsenen tun Berührungen gut. Viele Wissenschaftler sind der Ansicht, daß Berührung psychischen Streß reduzieren kann. Und nur sehr leichte Berührungen sind erforderlich – keine »Bärenumarmungen«, die ohnehin für viele an Osteoarthrose Leidende schwer erträglich wären. Eine sanfte, liebevolle Berührung ist für jedermann eine überaus heilsame Medizin, vor allem im Kampf gegen Arthrose.

Eine professionelle Art von Berührung ist die Massage. Sie hat bei Arthrose gleich zwei Vorteile: Die Berührung durch die Hände eines anderen Menschen und die passive Bewegung der Gelenke.

Sie können Depressionen überwinden

Osteoarthrose kann aufgrund von Schmerzen, Frustration, Depression und Streß eine Unmenge psychologischer Veränderungen verursachen. Die Arthrose-Kur greift Depressionen in zweierlei Weise an: Erstens durch die Einnahme von Glucosamin und Chondroitin, die das Übel an der Wurzel packen –

nämlich die Osteoarthrose selbst. Zweitens bietet sie Ihnen psychologische und körperliche Techniken, die bekanntermaßen die seelischen »Tiefs« besiegen können. Wenn Sie Ihre Trägheit überwunden und sich zum Sport aufgerafft haben, belebt Sie das Gefühl des Sieges über sich selbst. Und auch die körperliche Tätigkeit selbst vermittelt ein »High-Gefühl«. Diese auf zwei Gebieten wirkenden Methoden werden Ihnen helfen, Ihre Depressionen zu überwinden, während Sie Ihre emotionale und physische Gesundheit wiedererlangen.

KAPITEL **9**

SIE KÖNNEN OSTEOARTHROSE VERMEIDEN

*Dieses Kapitel soll Sie in die sieben Punkte des Osteoarthrose-
Präventionsprogramms einführen*

◆

Ernähren Sie sich gesund und gelenkerhaltend

◆

Halten Sie Ihr Normalgewicht

◆

Treiben Sie regelmäßig Gymnastik

◆

Vermeiden Sie Verletzungen

◆

Erholen Sie sich nach einer Verletzung vollständig

◆

*Machen Sie das Beste aus Ihrer Biomechanik,
um Ihre Gelenke nicht übermäßig
zu strapazieren*

◆

*Ziehen Sie die vorbeugende Einnahme von Glucosamin-
und Chondroitinsulfat in Betracht*

Es ist gut zu wissen, daß die Arthrose-Kur, zu der auch die Einnahme von Glucosamin- und Chondroitinsulfat gehört, eine Osteoarthrose kurieren kann. Aber wäre es nicht noch besser, dieses schmerzhafte Problem von vornherein daran zu hindern, sein häßliches Haupt zu erheben?

Das ist möglich. Die sieben Punkte des Osteoarthrose-Präventionsprogramms kann die Gefahr, daß die Krankheit gesunde Gelenke befällt, erheblich verringern. Es ist zwar nicht möglich zu garantieren, daß Sie niemals eine Arthrose bekommen werden, aber wir wissen mit Sicherheit, daß das Präventionsprogramm Wunder wirken kann. Wenn Sie dieses Buch lesen, haben Sie wahrscheinlich bereits in zumindest einem Gelenk Osteoarthrose. Und ganz gewiß wollen Sie nicht, daß dieses Leiden auf andere Gelenke übergreift, also halten Sie sich an dieses Präventionsprogramm, um sie gesund, beweglich und schmerzfrei zu erhalten. Und noch einmal: Ziehen Sie, bevor Sie damit beginnen, Ihren Arzt zu Rate.

Das Osteoarthrose-Präventionsprogramm

Sie brauchen keine hochtechnisierten medizinischen Apparate, teuer bezahlte Spezialisten, ausgefallene Tests oder irgendwelche besonderen Gerätschaften, um das Präventionsprogramm zu beginnen. Alles, was Sie brauchen, sind einige Kenntnisse, ein bißchen Zeit und Überlegung und dazu die Entschlossenheit, Ihre Gelenke gesund und leistungsfähig zu erhalten. Das Programm ist an sich ganz einfach:

1. Ernähren Sie sich gesund und gelenkstärkend.
2. Halten Sie Ihr Normalgewicht.
3. Treiben Sie regelmäßig Gymnastik.
4. Vermeiden Sie Verletzungen.
5. Erholen Sie sich nach einer Verletzung vollständig.
6. Machen Sie das Beste aus Ihre Biomechanik, um Ihre Gelenke nicht übermäßig zu strapazieren.

7. Ziehen Sie die vorbeugende Einnahme von Glucosamin- und Chondroitinsulfat in Betracht, vor allem nach einer Verletzung.

Das ist alles. Und dieses Programm hat noch einige großartige Nebenwirkungen. Es reduziert beispielsweise dramatisch die Gefahr einer Herzattacke oder eines Schlaganfalls, die Gefahr, daß sich ein Krebs entwickelt oder viele andere erschöpfende und möglicherweise tödliche Leiden. Wenn Sie darauf achten, Ihre Gelenke kräftig, gesund und schmerzfrei zu halten, befinden Sie sich damit auf dem Weg zu lebenslanger Gesundheit. Also wenden wir uns jedem dieser sieben Punkte einzeln zu.

PUNKT 1 **Ernähren Sie sich gesund**

Wir haben bereits eine Kost beschrieben, die dem Körper das Rüstzeug gibt, um Gelenke aufzubauen und sie gesund zu erhalten. Mit der gleichen gesunden Ernährung können Sie Gelenkprobleme von vornherein vermeiden.

Lesen Sie auf alle Fälle noch einmal Kapitel 7 durch und prägen Sie sich ein:

▶ Sorgen Sie für eine ausgewogene Ernährung, indem Sie die angegebenen Mengen aus den einzelnen Gebieten zu sich nehmen.
▶ Begrenzen Sie den Verzehr von Fett. Nicht nur, daß es Ihrer Ernährung Kalorien und Ihrer Taille zusätzliche Zentimeter beschert – gewisse Fettsäuren verstärken auch Schwellungen und Entzündungen. Wenn Sie ein aktiver Mensch sind, der sich gelegentlich einmal ein Gelenk verstaucht oder verzerrt, so achten Sie ganz besonders darauf, Nahrungsmittel zu meiden, die eine Entzündung verschlimmern und die »freien Radikale« fördern, so daß sie Ihren Gelenken weiteren Schaden zufügen.
▶ Essen Sie reichlich Antioxidanzien. Sie bekämpfen die »freien Radikale«, diese instabilen Moleküle, die den Körpergeweben erheblichen Schaden zufügen können, wenn man sie nicht daran hindert. Antioxidanzien können, wenn

Sie eine Verstauchung oder Zerrung haben, dazu beitragen, den Gewebeschaden gering zu halten. Die Vitamine A, C und E und Selen gehören zu den vielen Antioxidanzien, die in den meisten Gemüsen und Früchten vorkommen. (»Freie Radikale« werden auch in Zusammenhang mit Krebs, Herzleiden, Alterungsprozeß und degenerativen Gelenkschäden gebracht, also ist die Aufnahme von Antioxidanzien in Ihre Ernährung eine ausgezeichnete Rundum-Präventivmaßnahme.)

▶ Essen Sie Nahrungsmittel, die reich an Flavonoiden sind. Sie helfen, das Kollagen, diesen wichtigen Bestandteil der Gelenkknorpel, stark und widerstandsfähig gegen Entzündungen zu halten. Zudem verhindern sie, daß die »freien Radikale« den Knorpel schädigen und tragen zur Heilung des durch Verletzung geschädigten Gewebes bei. Glücklicherweise sind Flavonoide sozusagen allgegenwärtig, das heißt, sie finden sich in allen pflanzlichen Nahrungsmitteln, einschließlich frischem Gemüse, grünem Tee, Beeren, Zwiebeln, Zitrusfrüchten und Steinobst (Kirschen und Pflaumen).

▶ Essen Sie das, was die schädlichen Nebenwirkungen von Medikamenten eindämmt. Manche Arzneien können Ihrem Körper wichtige Nährstoffe entziehen. Zu diesen Medikamenten gehören Aspirin und NSAIDs wie beispielsweise Indometacin. Diese häufig verschriebenen Wirkstoffe können Ihren Eisen-, Vitamin-C-, Folsäure- und Phosphatspiegel erheblich senken und die Fähigkeit Ihres Körpers vermindern, diese Nährstoffe aufzunehmen. Deshalb ist es so wichtig, Ihren Vitaminspiegel so hoch wie möglich zu halten, wenn Sie für längere Zeit irgendwelche Medikamente einnehmen.

PUNKT 2 Halten Sie Ihr Normalgewicht

Wissenschaftliche Forschungen am Boston University Arthritis Center über den Zusammenhang zwischen Körpergewicht und Osteoarthrose haben ergeben, daß Gewichtsabnahme dazu beitragen kann, die Krankheit zu verhindern. Man hat festgestellt, daß Frauen, die im Verlauf der zehnjährigen Studie durchschnittlich zehn Pfund abnahmen, nur *halb* so anfällig für Osteoarthrose waren wie diejenigen, die dasselbe oder noch mehr wogen als zu Beginn der Untersuchungen.

Es ist völlig klar, daß Schlankbleiben eine wichtige Rolle spielt, wenn es sich darum handelt, die Osteoarthrose in Schach zu halten. Korpulente Frauen sind besonders anfällig für dieses Leiden. Aber die Botschaft sowohl für Frauen wie für Männer jeden Alters ist klar: Wenn Sie zu viele Pfunde mit sich herumschleppen, sehen Sie zu, daß Sie sie loswerden und damit das Risiko einer Osteoarthrose drastisch senken. Und wenn Sie bereits schlank sind, so bleiben Sie es bitte.

PUNKT 3 **Treiben Sie regelmäßig Gymnastik**

Richtige Übungen halten die Osteoarthrose fern. Ihr vorbeugendes Gymnastikprogramm sollte aus Übungen bestehen, die es Ihren Gelenken ermöglicht, während der natürlichen Bewegungsabläufe schmerzfrei zu bleiben. So sind zum Beispiel Gehen, Rudern, Schwimmen, Skilanglauf und Radfahren hilfreich für die Knie- und Hüftgelenke, weil sie dadurch in der richtigen Weise bewegt werden und die Bildung gesunden Knorpelgewebes angeregt wird. Bevor Sie jedoch zum Marathonläufer, Rekordruderer oder -radler werden, bringen Sie sich gut in Form, indem Sie Ihre Aktivitäten nur allmählich steigern. Und wenn Sie Übergewicht haben, so besteht Ihre beste Chance darin, mit weniger belastenden Sportarten wie Radfahren oder flottem Spazierengehen zu beginnen, bis Sie Ihrem Normalgewicht nähergekommen sind.

Denken Sie daran, daß Dehnung und Muskeltraining ebenso wichtig sind wie Aerobic. Dehnungsübungen fördern das Körperbewußtsein und die Anmut Ihrer Bewegungen, während sie zugleich die Gefahr bestimmter Verletzungen einschränken. Außerdem sind sie ein wirksames Mittel gegen das Altern. (Yoga bietet da ausgezeichnete Übungen.) Kräftige Muskeln spielen ebenfalls eine wichtige Rolle, um die Arthrose zu verhüten, da sie das Gebiet um das Gelenk herum stützen und als Stoßdämpfer fungieren. Muskeln halten einen Teil des Gewichts vom Gelenk ab und reduzieren damit die Belastung des Knorpelgewebes.

Wenn Sie sich für Übungen gegen die Osteoarthrose entscheiden, so suchen Sie sich etwas aus, das Sie gern machen. Dabei kommt viel mehr heraus als bei Übungen, bei denen Sie keuchen und schwitzen müssen – es kann und soll Spaß machen!

PUNKT 4 **Vermeiden Sie Verletzungen**

Verletzungen sind eine häufige Ursache für *sekundäre Osteoarthrose*. Ob Sie nun also nur gelegentlich Gymnastik betreiben, ein hingebungsvoller Athlet oder irgend etwas dazwischen sind, hüten Sie sich ganz besonders vor Verletzungen Ihrer Gelenke und auch anderswo. Sportarten, die Drehungen, Verrenkungen und schnelle Wendungen in eine unnatürliche Position verlangen (so wie bei Fußball, Rugby, Skifahren, Basketball, Volleyball und Tennis) lasten besonders schwer auf den Gelenken.

Zum Glück können Sie viele sportbedingte Gelenkprobleme vermeiden, wenn Sie ganz simple Vorsichtsmaßnahmen treffen. Beginnen Sie damit, sich eine gute Kondition zu verschaffen und zu erhalten. Trainieren Sie vor einem Spiel. Bevor Sie zum Beispiel mit den Skiern an die Hänge gehen oder den Tennisplatz betreten, machen Sie Übungen, die die Muskulatur rund um Ihre Gelenke kräftigen und Ihre Sehnen und Bänder widerstandsfähiger machen. Dreimal pro Woche während der »Vorsaison« und ein- bis zweimal wöchentlich während der »Hauptsaison« Gewichtheben kann Sie bei Kräften halten. Machen Sie häufig Dehnübungen, aber nur dann, wenn Sie sich zuvor »aufgewärmt« haben. Und achten Sie bei Ihrem Übungsprogramm auf *Ausgleich*. Konzentrieren Sie sich nicht auf nur eine Muskelgruppe zu Ungunsten anderer, denn das kann später weitere körperliche Probleme nach sich ziehen.

Überzeugen Sie sich, daß Sie die passenden Schuhe an und die erforderliche Ausrüstung bei sich haben (Bein- und Augenschutz, Helm usw.). Das richtige Schuhwerk fängt Stöße auf, unterstützt das Fußgewölbe und schützt Sie vor Ausrutschern beim Spiel (was eine zusätzliche Belastung für die Gelenke darstellt). Ihre Schuhe sollten der Spielfläche entsprechen, also tragen Sie beim Laufen Laufschuhe, beim Tennis Tennisschuhe usw. Ersetzen Sie die Schuhe oft durch neue, denn abgetragenes Schuhwerk gibt Ihnen weder ausreichend Unterstützung noch dämpft es die Stoßwirkung.

Stürzen Sie sich nicht sofort in ein anspruchsvolles Übungsprogramm. Gleich von Anfang an zu trainieren wie ein Olympiaathlet kann zu Verletzungen und Frustration führen. Beginnen Sie langsam, steigern Sie Ihre Leistungen allmählich, was Schwierigkeitsgrad und Dauer betrifft. Wenn Sie beispielsweise laufen wollen, so ist es ratsam, mit zügigem Gehen anzufangen, nach einigen Wochen gefolgt von Joggen und schließlich – wenn Sie in besserer Verfassung sind – schnellem Laufen. Auf Ihre Sportart speziell zugeschnittene Leibesübungen sind eine ausgezeichnete Methode, um Verletzungen zu vermeiden. Sie bereiten den Körper auf die in Spielen unvorhersehbaren Augenblicke vor.

Wärmen Sie sich auf, bevor Sie weggehen und *irgend etwas* tun. Ein kurzer, zügiger Gang oder Joggen, vielleicht ein paar Hampelmannsprünge oder etwas Gewichtheben lockern Ihre Muskulatur und bringen den Blutkreislauf in Schwung.

Achten Sie darauf, sich nach der Gymnastik wieder abzukühlen und sich zu dehnen und zu strecken. Ihre Muskeln sollten nun, da sie »aufgewärmt« worden sind, solchen Übungen zugänglich sein. Es ist der beste Zeitpunkt, um Ihre Flexibilität zu steigern. Dehnen und strecken Sie verschiedene Teile Ihres Körpers, nicht nur diejenigen, die Sie für Ihren Sport oder Ihre Gymnastik brauchen. Und vergessen Sie dabei nicht: Dehnen Sie keinen »kalten« Muskel, denn das lädt förmlich zu Verletzungen ein und führt normalerweise nicht dazu, daß Ihre Beweglichkeit zunimmt.

Und schließlich: Trainieren Sie zuerst, bevor Sie mit einer neuen Sportart beginnen – man zieht ja schließlich auch keine Boxhandschuhe an und betritt den Ring, bevor man genau gelernt hat, wie man sich dort verhalten muß. Selbst scheinbar harmlose Sportarten wie Schwimmen und Radfahren sollten auf die richtige Weise betrieben werden, um mögliche Verletzungen zu vermeiden. Die Technik zu erlernen, ist unerläßlich.

PUNKT 5 **Erholen Sie sich vollständig nach einer Verletzung**

Wenn Sie sich während der Gymnastik oder eines Spiels verletzt haben, achten Sie darauf, daß Sie erholt und wieder bei völliger Gesundheit sind, bevor Sie Ihre Aktivitäten erneut aufnehmen. Viele aktive Sportler neigen dazu, selbst ernsthafte Verletzungen herunterzuspielen. Wie oft schon haben wir verletzte Basket- oder Fußballspieler mit fest bandagierten Beinen spielen sehen? Oder einen Turner, der trotz einer Muskelzerrung am Knöchel über das Langpferd springt? Ein ohnehin verletztes Gelenk kann durch eine derartige Belastung dauerhaft geschädigt und unter Umständen kaum mehr geheilt werden. Das mag bei Olympischen Spielen entschuldbar sein, aber warum sollten wir anderen ein solches Risiko eingehen?

Wenn Sie sich verletzt haben, suchen Sie Ihren Arzt auf. Holen Sie sich spezifische Anweisungen, was Sie tun und wie lange Sie eine Ruhepause einlegen sollen, bevor Sie wieder aktiv werden. Möglicherweise wird Ihr Arzt Ihnen auch empfehlen, zu einer anderen Sportart überzugehen, um künftigen irreparablen Schaden zu vermeiden.

Inzwischen ein paar einfache Ratschläge, wie Sie trotz Verstauchungen oder Muskelzerrungen gehen oder sich sonst bewegen können:

Schonen Sie den betroffenen Körperteil. Es ist unerläßlich, daß das verletzte Gewebe ausheilt. Wenn Sie das nicht tun, gehen Sie das Risiko ein, daß Sie weiteren Schaden anrichten.

Legen Sie, so bald Sie können, Eis auf die verletzte Stelle. Das reduziert die Entzündung und Schwellung, die beide den Heilungsprozeß verlangsamen können. Schieben Sie eine Socke oder ein dünnes Handtuch zwischen Haut und Eis und legen

Sie das Eis dreimal täglich für zwanzig Minuten auf, und das ein paar Tage lang.

Legen Sie eine Kompresse auf und bandagieren Sie die verletzte Stelle, um einer Schwellung vorzubeugen. Aber achten Sie darauf, die Bandage nicht so fest anzulegen, daß sie den Blutkreislauf behindert. (Sie sollten mühelos einen Finger unter den Verband schieben können.) Wenn sich Ihre Haut zu verfärben beginnt oder die Stelle unter der Bandage anschwillt, dann ist sie zu eng.

Legen Sie, um eine Schwellung zu verhindern, den verletzten Körperteil hoch. Das zwingt Sie zugleich, ihn ruhig zu halten. Wenn Sie sich hinlegen, achten Sie darauf, die verletzte Stelle hoch zu lagern – jedenfalls höher als Ihr Herz.

Sobald Schmerzen und Entzündung unter Kontrolle sind, können Sie anfangen, an der Rehabilitation der verletzten Stelle zu arbeiten, um dort Beweglichkeit und Stärke zurückzuerlangen. Lassen Sie Ihrem Körper dabei ausreichend Zeit, sich auszuruhen und zu erholen, statt sich abzuschinden, um so schnell wie möglich wieder auf den früheren körperlichen Leistungsstand zu kommen. Es ist besser, ein bißchen länger zu warten, statt eine neue Verletzung zu riskieren.

Achtung: Falls Sie starke oder ungewöhnliche Schmerzen spüren, wenn Sie spüren oder hören, daß etwas »knackt«, wenn etwas verformt wirkt oder sonst irgendwie nicht stimmt, suchen Sie sofort Ihren eigenen Arzt oder einen Notarzt auf.

PUNKT 6 **Optimieren Sie Ihre Biomechanik, um einer Belastung Ihrer Gelenke vorzubeugen**

Dieselben biomechanischen Techniken, die bei Osteoarthrose hilfreich sind, können auch zu deren Vorbeugung angewandt werden. Viele Menschen gehen, springen, schwingen einen Tennisschläger oder bewegen sich anderweitig völlig ahnungslos so, daß ihre Gelenke unnatürlich belastet werden. Eine biomechanische Analyse kann dies aufdecken und Ihnen zeigen, wie Sie diese »Bewegungsentgleisungen« korrigieren können, bevor sie ernsthaften Schaden anrichten.

PUNKT 7 **Ziehen Sie eine vorbeugende Einnahme von Glucosamin- und Chondroitinsulfat in Betracht**

Wenn Ihr Risiko, Osteoarthrose zu bekommen, überdurchschnittlich hoch ist, sich jedoch noch keine Symptome bemerkbar gemacht haben, können Sie den Ausbruch der Krankheit möglicherweise verhindern, indem Sie vorbeugend Glucosamin- und Chondroitinsulfat einnehmen. (Derzeit werden Untersuchungen angestellt, wer von der prophylaktischen Einnahme von beidem den höchsten Nutzen hat.) Da bisher selbst bei längerer Einnahme keine ernsthaften Nebenwirkungen bekannt geworden sind, ist das mögliche Risiko bei der Anwendung dieser beiden Präparate geringer als beim täglichen Schlucken einer Aspirintablette. Und unseres Wissens haben auch klinische Studien auf Dauer keine Nebenwirkungen von irgendwelcher Bedeutung festgestellt.

Wie können Sie wissen, ob Ihr Risiko überdurchschnittlich hoch ist? Gehören Sie in eine der folgenden Kategorien?

▶ *Sie haben eine genetisch bedingte Anfälligkeit.* Gewisse Formen der Osteoarthrose scheinen erblich zu sein. Die häufigste Art ist die *primäre allgemeine Osteoarthrose,* bei der drei oder mehr Gelenke aus unbekannten Gründen betroffen sind. Heberden-Knoten und Bouchard-Knoten treten bei dieser Art von Erkrankung immer auf. Eine zweite Art vererbter Osteoarthrose wird mit *Chondro-Calcinosis* in Verbindung gebracht, eine Krankheit, bei der Kalkkörnchen im Knorpelgewebe abgelagert sind. Dann gibt es das *Stickler-Syndrom,* auch als erbliche Arthro-Ophthalmopathie bekannt, die unter 10 000 Menschen einmal vorkommt und durch Sehstörungen (im allgemeinen Kurzsichtigkeit) und

vorzeitiges degeneratives Gelenkleiden gekennzeichnet ist.
- ▶ *Sie sind korpulent.* Besonders bei Frauen ist das ein Arthrose-Risiko, das durch Gewichtsabnahme jedoch drastisch reduziert werden kann. Ihr Body-Mass-Index (BMI) gibt an, wie Sie Ihr Gewicht einschätzen können. Den BMI berechnen Sie nach folgender Formel: Körpergewicht in Kilogramm geteilt durch das Quadrat der Körpergröße in Metern. Wenn Sie z. B. 68 Kilogramm wiegen und 1,68 Meter groß sind, dann beträgt Ihr BMI 24,11. Ein BMI zwischen 20 und 30 gilt als Normalbereich, unter 18 spricht man von Untergewicht, über 30 von Übergewicht. Zuviel überschüssiges Gewicht erhöht das Risiko bei über 50 Prozent der Frauen. Die Verbindung zwischen Korpulenz oder Fettsucht und Arthrose im Kniegelenk ist offensichtlich – dicke Frauen sind die ersten Anwärterinnen auf diese Form der Arthrose.
- ▶ *Sie hatten einen schweren Unfall oder eine Sportverletzung am Gelenk.*
- ▶ *Sie tun etwas, durch das Sie Ihre Gelenke wiederholt Druckbelastungen aussetzen.* Ballettänzer(innen), Arbeiter mit Preßluftbohrern, Baseballwerfer und andere, die gewisse Bewegungen ständig wiederholen, sind einem hohen Risiko ausgesetzt, vor allem wenn sie ihre Gelenke unkontrolliert in Anspruch nehmen.
- ▶ *Sie haben eine Knochenverbiegung.* So etwas kann das Gelenk ungewöhnlich belasten und zu Osteoarthrose führen. Häufig ist die Hüfte betroffen.

Wenn Sie zu einer dieser Risikogruppen gehören, sollten Sie die vorbeugende Einnahme von Glucosamin- und Chondroitinsulfat überlegen.

ZUSAMMENFASSUNG

Dieses 7-Punkte-Programm zur Vorbeugung von Osteoarthrose sei hier noch einmal zusammengefaßt:

1. Ernähren Sie sich gesund und gelenkstärkend.
2. Halten Sie Ihr Normalgewicht.
3. Treiben Sie regelmäßig Gymnastik.
4. Vermeiden Sie Verletzungen.
5. Erholen Sie sich vollständig nach einer Verletzung.
6. Optimieren Sie Ihre Biomechanik, um Ihre Gelenke nicht übermäßig zu belasten.
7. Ziehen Sie eine vorbeugende Einnahme von Glucosamin- und Chondroitinsulfat in Betracht.

Das alles ist ganz einfach, billig und leicht zu befolgen. Sie müssen nur den Entschluß fassen, es zu tun, dann sind Sie schon auf dem Weg, das Risiko einer Osteoarthrose zu vermindern und dabei noch ihren allgemeinen Gesundheitszustand zu verbessern. Und vergessen Sie nicht, das Ganze noch mit Ihrem Arzt zu besprechen, bevor Sie anfangen.

KAPITEL **10**

ÜBERBLICK ÜBER DEN RHEUMATISCHEN FORMENKREIS

Die häufigsten Krankheiten
◆
Andere Gelenkerkrankungen

Viele Menschen verwechseln Osteoarthrose (englisch: Osteoarthritis) mit rheumatoider Arthritis, zwei sehr verschiedene Krankheiten mit ähnlichen Namen. Es erleichtert die Verständigung auch nicht gerade, daß viele Menschen einfach nur von »Rheuma« sprechen, und dabei sowohl Arthrose als auch entzündliches Rheuma meinen und auch das sogenannte Weichteilrheuma in den Begriff einschließen. Und das Ganze wird noch verwirrender, wenn Sie hören, daß es mehr als hundert verschiedene Formen von rheumatischen Krankheiten gibt, die die Ursache für viele Formen der Arthritis sein können. Je nach Typ kann sich die Entzündung in einem oder vielen Gelenken abspielen, sich auf das Gelenk selbst beschränken oder auf die Muskeln, Sehnen, Bänder, inneren Organe und selbst auf die Haut ausdehnen. Die verschiedenen Formen von Arthritis haben unterschiedliche Ursachen, verlaufen unterschiedlich und werden unterschiedlich behandelt.

Ihre Arthritis kann nur wirkungsvoll behandelt werden, wenn der spezifische Typ diagnostiziert worden ist. Das ist Aufgabe des Arztes, und es kann sich um folgende Formen handeln:

Spondylitis ankylopoetica (ankylosans), Bechterewsche Krankheit

Wenn Sie am Morgen mit Schmerzen und einem steifen Kreuz aufwachen, wenn sich das ganze noch verschlimmert, wenn Sie länger als zwei Stunden sitzen oder liegen, wenn Ihre Brust beim Einatmen schmerzt, wenn Sie müde sind und an Gewicht verlieren, leiden Sie möglicherweise an der Bechterewschen Krankheit.

»Der Bechterew« verursacht einen gebeugten Rücken, weil die Rückenwirbel versteifen. Am häufigsten trifft die Krankheit junge Männer. Die Erkrankung bleibt oft lange Zeit unbehandelt, oder sie wird falsch therapiert, weil sie leicht mit anders begründeten Rückenschmerzen verwechselt wird. Bei der Bechterewschen Krankheit entzünden sich die Iliosakralgelenke (Kreuz-Darmbein-Gelenke). Sie befinden sich im »tiefen Rücken«, dort, wo der untere Teil des Rückgrats auf das Becken trifft. Später werden dann auch der mittlere und obere Teil des Rückens in Mitleidenschaft gezogen. Das Leiden kann sich bis ins Gesäß und die Oberschenkel hinab ausbreiten, aber auch bis hinauf in die Brust, wodurch tiefes Atmen erschwert wird und mit Schmerzen verbunden ist. Im Extremfall beugt sich die Wirbelsäule dann unter dem Gewicht des Kopfes nach vorne. Wenn Sie je eine ältere Person so gebückt gehen gesehen haben, als blicke sie auf ihre Schuhe hinab, dann sind Sie wahrscheinlich Zeuge eines späten Stadiums der Bechterewschen Krankheit geworden.

Die Entzündung kann auch die Schulter-, Knie- oder Knöchelgelenke befallen. Bei rund 20 Prozent der Kranken tauchen die ersten Anzeichen dieser Erkrankung in Schulter-, Hüft- oder anderen Gelenken auf. Meistens bleibt die Bechterewsche Krankheit aber auf den unteren Rücken beschränkt und verläuft relativ mild. Menschen mit Spondylitis ankylopoetica sind im allgemeinen weder stark behindert noch gefährdet, was ihre berufliche Laufbahn und Lebenserwartung betrifft.

Am häufigsten sind von der Krankheit junge Männer zwischen 16 und 35 betroffen, und zwar einer von 1000 im Alter von unter 40 Jahren. Die Bechterewsche Krankheit wird dreimal häufiger bei Männern als bei Frauen diagnostiziert – aber dies könnte daran liegen, daß die Erkrankung bei Frauen wesentlich milder verläuft und sie dadurch möglicherweise gar nicht diagnostiziert wird. Dasselbe gilt für Kinder (zumeist Jungen), die in etwa 5 Prozent der Fälle betroffen sind.

Die Bechterewsche Krankheit entsteht mit großer Wahrscheinlichkeit auf genetischer Basis. Fast alle Bechterewkranken haben das Merkmal HLA-B27 auf einem Gen, das mit der Bekämpfung von Infektionen verknüpft ist. Aber keine Sorge, wenn Sie HLA-B27-positiv sind: Nur 20 Prozent der HLA-B-27-Positiven bekommt tatsächlich die Krankheit. Die genetische Tendenz an sich reicht nicht aus, das Gen muß irgendwie »angeschaltet« werden. (Wenn einer von eineiigen Zwillingen die Krankheit bekommt, taucht sie beim anderen lediglich mit 60 prozentiger Wahrscheinlichkeit auf.) In neueren Studien wird in Betracht gezogen, ob ein gewisser Infektionstypus Spondylitis ankylopoetica auslösen könnte.

Frühzeitige Diagnose und angemessene Behandlung können Verformungen reduzieren oder verhindern. Die Behandlungsweise ist darauf abgestellt, den Schmerz zu lindern und Fehlbildungen vorzubeugen, indem Rücken- und Nackenmuskulatur gekräftigt werden. NSAIDs werden gegen Schmerzen und Entzündung angewandt, Aspirin allerdings kann gegen den Bechterew nicht viel ausrichten. Gymnastische Übungen und Verbesserung der Körperhaltung tragen dazu bei, Kraft und Beweglichkeit zu fördern, zu erhalten und eventuelle Mißbildungen auf ein Mindestmaß zu reduzieren. Den Patienten wird oft empfohlen, auf dem Bauch zu schlafen, um die Beugung des Rückens zu verringern.

Schleimbeutelentzündung (Bursitis) und Sehnenentzündung (Tendinitis)

Mehr als einem unglücklichen Wochenendsportler sind diese beiden Entzündungen vertraut, samt der dazugehörenden

Empfindlichkeit und Schmerzen in Schultern, Ellenbogen, Knien oder Becken, die in die benachbarten Glieder ausstrahlen, gelegentlich begleitet von Fieber. Es handelt sich dabei um die häufigsten rheumatischen Erkrankungen der Weichteile. Im allgemeinen werden sie durch eine plötzliche oder lang anhaltende Überbeanspruchung eines Gelenks verursacht. Es sind die Bezirke um die Gelenke von Schultern, Ellenbogen, Hand, Finger, Hüften, Rücken, Knie, Knöchel und Füße, die oft den Preis für allzu enthusiastische Bewegungen zu zahlen haben.

Bursa bedeutet *Beutel*, und die kleinen, flüssigkeitsgefüllten Säckchen, die verschiedene Teile des Gelenks abpolstern, sehen tatsächlich wie kleine Beutel aus. Es gibt Dutzende von ihnen im Körper; jedes Knie hat acht oder noch mehr. Die Schleimbeutel, die als Polster dienen (meist zwischen weichem Gewebe und einem knochigen Vorsprung) können sich unter Umständen entzünden, wenn sie ungewöhnlicher Belastung ausgesetzt werden. Es handelt sich meistens um die Folge entweder zu starker Beanspruchung oder eines chronischen Zustands oder eines Traumas wie ein Sturz auf Knie oder Ellenbogen. Die Bursa kann mit mehr Flüssigkeit als gewöhnlich gefüllt sein, was Schmerzen hervorruft. Übliche Formen sind die »Hausmädchen-Knie« und »Studenten-Ellenbogen« – beide durch zu langes oder zu schweres Aufstützen auf ein Gelenk verursacht.

Sehnenscheidenentzündungen werden oft in die gleiche Kategorie eingeordnet wie Bursitis, aber es handelt sich um ein völlig anderes Problem. Tendinitis ist eine charakteristische Form der Entzündung oder Reizung einer Sehne, diesem straffen, faserigen, mehrschichtigen Gewebe, das Muskeln und Knochen miteinander verbindet. Normalerweise stellt man sich immer vor, daß Knochen nur durch Muskelkontraktionen bewegt werden, aber denken Sie daran, daß sich die Sehne zwischen Knochen und Muskel befindet und die Zusammenarbeit der beiden ermöglicht. Wenn sich der Muskel anspannt, um einen Knochen zu bewegen, bedeutet das, daß sich die Sehne automatisch mitbewegt. Aber angeschwollene Sehnen zu bewegen, kann sehr schmerzhaft sein. Tendinitis ist ein Risikofaktor, was Sehnenrisse betrifft, vor allem bei ballistischen Sportarten (schnelle Starts oder Sprünge).

Tendinitis tritt gewöhnlich plötzlich auf. Sie ist im allgemeinen auf ein Gebiet des Körpers beschränkt, und es kann Tage oder Wochen dauern, bis sie abklingt. Viele von uns haben irgendwann im Leben eine Tendinits, aber glücklicherweise sind bleibende Schäden oder permanente Behinderung selten. Allerdings kann eine Sehnenscheidenentzündung Menschen, die am Computer arbeiten, für lange Zeit arbeitsunfähig machen. Wenn sie sich mehrfach wiederholen, ist manchmal sogar eine Umschulung notwendig. Die Erkrankung kann die Außenseite des Ellenbogens als »Tennisellenbogen«, die Innenseite als »Golferellenbogen« treffen oder das Handgelenk und die Basis des Daumens als »De-Quervain-Syndrom«.

Bursitis und Tendinitis treten im allgemeinen erst ab 30 auf, als Ergebnis einer Abnutzung der Schleimbeutel und/oder Sehnen, ungewöhnlicher Belastung von Gelenken oder Sehnen, übertrieben ehrgeizigem Konditionstraining von Wochenendsportlern oder plötzlicher Überanstrengung wie dem Hochheben einer zu schweren Last. »B & T« entwickeln sich zumeist nicht zu einem chronischen Zustand, und ein bleibender Schaden ist selten. (Eine sich wiederholende Tendinitis könnte jedoch auf eine Spondylitis ankylosans hinweisen, also suchen Sie Ihren Doktor auf.) Die Behandlung von Bursitis und Tendinitis hat je nach Schwere verschiedene Phasen. Phase 1 besteht darin, alle Faktoren, die die Angelegenheit verschlimmern können, beiseite zu lassen, Eis aufzulegen, zu massieren, geeignete NSAIDs einzunehmen und einige sachte Dehn- und Bewegungsübungen zu machen. Phase 2 fügt physikalische Therapie wie Ultraschall oder elektrische Stimulation hinzu, außerdem unter Aufsicht Kräftigungsübungen und Bewegung der umgebenden Strukturen. Phase 3 bringt NSAIDs-Injektionen oder ein cortisonartiges Medikament ins Spiel. Phase 4 wäre dann ein chirurgischer Eingriff, der jedoch selten erforderlich ist und nur in Betracht gezogen wird, wenn die drei ersten Phasen wirkungslos geblieben sind.

Gicht

Wenn jemand »Gicht« erwähnt, dann fällt einem sofort der schwerbäuchige Vielfraß Heinrich VIII ein, der Portwein trinkend und an einem Hammelbein nagend dasitzt, den bandagierten Fuß auf einem Hocker ruhend. Gicht wurde einst als das »Leiden des reichen Mannes« bezeichnet, weil sie mit Übergewicht, Gefräßigkeit (vor allem, was Fleisch betrifft) und übermäßigem Trinken in Zusammenhang gebracht wurde. Heute wissen wir, daß es sich dabei um eine Stoffwechselstörung handelt, aber falsche Ernährung kann den Zustand deutlich verschlimmern.

Bei Gicht wird Harnsäure, ein Stoffwechselprodukt des Körpers, das mit dem Urin ausgeschieden wird, entweder übermäßig produziert oder zu wenig ausgeschieden oder beides. Wenn ein Mensch zuviel Harnsäure in seinem Körper hat, lagern sich in den Geweben Harnsäurekristalle ab. Diese Kristalle, die Sie sich als scharfe Glassplitter in Ihrem Körper vorstellen sollten, können in den Gelenkkapseln abgelagert werden. Diese »Glasscherben« finden dann häufig ihren Weg zum Großzehengrundgelenk, obwohl Gicht auch andere Fußgelenke betreffen kann, ebenso wie die Gelenke der Finger, der Hände, der Ellenbogen und Knöchel. Das befallene Gelenk wird plötzlich heiß, schwillt auf schmerzhafte Weise an und wird steif; gelegentlich kommt es auch zu Fieber und Frösteln. Die Haut um das betroffene Gebiet wird oft glänzend rot oder purpurn, und der Schmerz bei einem akuten Gichtanfall kann unerträglich sein. In manchen Fällen ist das Gelenk so empfindlich, daß selbst das leichte Streifen eines Bettlakens dem Patienten Schmerzensschreie entlockt.

Die Gicht betrifft vornehmlich Männer. Risikofaktoren bei diesem Leiden stellen Erbanlage, Alkoholgenuß, zu hoher Blutdruck, die Einnahme bestimmter Medikamente, Übergewicht oder Gewichtszunahme dar. Unkontrolliert kann Gicht die Gesundheit ernsthaft gefährden, weil sich die Harnsäurekristalle unter Umständen in Gewebe, Knorpel, Gelenken, Sehnen oder sonstwo ablagern und dort Klumpen bilden können. Zudem können sie die Nieren schädigen. Die gute Nachricht ist die, daß man Gicht bei der richtigen Behandlung vollkommen unter Kontrolle halten kann. Allerdings bedeutet das, völlig auf Alkohol zu verzichten, die Ernährung umzustellen, möglicherweise Medikamente einzunehmen, die die überhöhte Harnsäureproduktion reduzieren oder die Harnsäureausscheidung erhöhen, und gegebenenfalls nichtsteroidale entzündungshemmende Medikamente (NSAIDs) einzunehmen.

Infektiöse Arthritis

Kann Arthritis durch Krankheitserreger entstehen? Durchaus. Viele Bakterien, Viren und Pilze können eine infektiöse Arthritis hervrufen, die häufig mit Einschränkung der Gelenkfunktion, Fieber und Entzündung eines oder mehrerer Gelenke und gelegentlich mit Schüttelfrost verbunden ist. Am häufigsten ist das Knie betroffen (50 Prozent der Fälle), gefolgt von Hüfte, Schulter, Hand und Knöchel. Frühzeitig als solche erkannt, kann eine entzündliche Gelenkerkrankung im allgemeinen kuriert werden.

Praktisch kann jedes Bakterium, jeder Virus oder jeder Pilz, der Krankheiten verursacht, auch diese infektiöse Form der Arthritis hervorrufen, und es gibt viele Wege, auf denen die Keime in den Körper eindringen können: Durch ein Trauma, einen chirurgischen Eingriff, die Einführung einer Injektionsnadel in ein Gelenk, einen Abszeß oder eine Knocheninfektion in der Nähe des Gelenks, durch Tierbisse, Zeckenstiche (Lyme-Borreliose) und selbst durch Dornen. Eine weniger offensichtliche, aber häufige Quelle der Gelenkinfektion können Bakterien aus einer anderen Körperregion sein, die mit dem Blutkreislauf in ein Gelenk getragen werden können. Infektionen in fast jedem Teil des Körpers können sich in Gelenken niederschlagen, einschließlich derer, die in Lungen, Harnwegen oder Haut ihren Anfang genommen haben. Denken Sie daran, daß jeder Eingriff, der ein Gelenk betrifft (chirurgischer Art, Arthroskopie, Injektion ins Gelenk), zu Infektion und infektiöser Arthritis führen kann. Dies ist ein wichtiger Gesichtspunkt, wenn man sich zu gewissen Arthritisbehandlungen entschließt.

Der Körper reagiert auf die Infektion, indem er das Immunsystem mobilisiert und sich auf einen heftigen Kampf mit den infektiösen Eindringlingen einläßt. Das Gelenk wird zum Schlachtfeld. Wie bei allen Schlachtfeldern leidet auch das Gelenk darunter, entzündet sich und schmerzt, während der Körper Enzyme freisetzt, die – wenn auch unabsichtlich – bei ihrem Bemühen, die Eindringlinge zu vernichten, das Knorpelgewebe schädigen. Alkoholiker und Drogensüchtige nehmen bei infektiöser Arthritis ein hohes Risiko auf sich, ebenso Diabetiker, Menschen, die an Sichelzellenanämie, einer Nierenerkrankung und gewissen Formen von Krebs leiden.

Das Behandlungsziel bei infektiöser Arthritis ist erstens, die Infektion zu beseitigen, und zweitens die Arthritis an sich zu heilen. Wie die Infektion behandelt wird, hängt in erster Linie vom Krankheitserreger ab: Wenn es sich um Bakterien handelt, werden Antibiotika verschrieben, bei Viren gibt es keine ursächliche Behandlung. Infizierte Gelenke werden unter Umständen durch Drainage gereinigt, um die Wirkung der Medikation zu verstärken. In den frühen Stadien der Behandlung werden die betroffenen Gelenke oft geschient, um die Bewegung einzuschränken. Physikalische Therapie sollte dann später angewandt werden, um die Muskelkraft wieder aufzubauen und die Versteifung im Gelenk zu mildern.

Juvenile rheumatoide Arthritis

Täglich steigende und fallende Temperaturen, Frösteln, eventuell ein Hautausschlag, Schmerzen oder Schwellungen in den Zehen, Knien, Knöcheln, Ellenbogen oder Schultern sind die Kennzeichen einer juvenilen rheumatoiden Arthritis.

»Juvenile rheumatoide Arthritis« ist eine allgemeine Bezeichnung für verschiedene Arthritisformen, die Kinder und Jugendliche unter 16 Jahren betreffen können. Die häufigste Form ist die juvenile rheumatoide Arthritis (Ju.RA). Ju.RA tritt in drei unterschiedlichen Formen auf: in der *systemischen,* der *polyartikulären* und der *mon- oder oligoartikulären*. Gemeinsam ist allen die Entzündung von Gelenken (Versteifung, Schwellung, Schmerzen, Hitze und Rötung).

Bei der systemischen Ju.RA, auch unter der Bezeichnung »Still-Krankheit« oder »Still-Syndrom« bekannt, tritt hohes Fieber auf, das nach wenigen Stunden verschwindet, um am nächsten Tag wieder aufzuflammen. Es kann begleitet sein von Schüttelfrost, Lymphknotenschwellung und einem Ausschlag von eigenartig lachsroter Färbung. Diese Anzeichen und Symptome können wochen-, sogar monatelang andauern. Viele Gelenke können davon betroffen sein, ebenso wie das Blut und die äußeren Gewebe von Herz und Lungen. Die Krankheit kann mit Magenschmerzen, Anämie und Leukozytose (Vermehrung der weißen Blutzellen) einhergehen. Systematische Ju.RA muß immer von einem Arzt überwacht werden.

Polyartikuläre Ju.RA tritt in mehreren Gelenken auf. Wie jede andere rheumatoide Arthritis betrifft sie häufig das gleiche Gelenk auf beiden Seiten des Körpers (zum Beispiel beide Knie). In manchen Fällen kann bei den Kindern leichtes Fieber und eine Augenentzündung hinzukommen. Mädchen sind gegen diese lang andauernde Erkrankung anfälliger als Jungen, sie kann sich bis ins Erwachsenenalter erstrecken und wird als das gleiche angesehen wie die rheumatoide Arthritis der Erwachsenen. Ein anderer Typus der polyartikulären Ju.RA scheint zumeist Jungen zu befallen. Für diese Form sind Versteifung in den Hüften und dem unteren Teil des Rückens und Arthritis in den großen Gelenken charakteristisch, und oft entwickelt sie sich, wenn das Kind erwachsen geworden ist, zu einer Bechterewschen Erkrankung.

Mon- oder oligoartikuläre Ju.RA betrifft lediglich wenige Gelenke und am häufigsten die großen Gelenke wie Knie, Knöchel oder Ellenbogen. Im allgemeinen ist sie nicht symmetrisch.

Wegen der Schmerzen bewegen Kinder mit Arthritis ihre entzündeten Gelenke so wenig wie möglich. Das Ergebnis kann dann sein, daß die nicht benutzten Gelenke chronisch versteifen und die sie umgebende Muskulatur schwach ist. Selten kann eine lang andauernde Entzündung die Gelenke zerstören und sie dauerhaft verformen.

Wir wissen nicht, was Ju.RA verursacht. Sie ist aber nicht ansteckend und tritt selten bei mehr als einem Kind in einer Familie auf. Die Krankheiten werden im allgemeinen mit NSAIDs behandelt. Gerade bei Kindern hat sich aber auch die frühzeitige Behandlung mit Methotrexat bewährt, um bleibenden Gelenkschäden entgegenzutreten. Diese Therapie muß aber unbedingt von sehr erfahrenen Rheumatologen durchgeführt werden. Mit Corticosteroiden ist man bei Kindern sehr zurückhaltend, weil sie das Wachstum beeinträchtigen können. Übungen tragen dazu bei, Versteifungen zu verhindern und die Muskulatur zu kräftigen, aber bei ernsthaften Gelenkschäden kann ein chirurgischer Eingriff erforderlich werden.

Pseudogicht

Dieses ist keine vorgetäuschte Krankheit, der Schmerz und andere Symptome sind echt. Oft ist das Knie betroffen, dann das Handgelenk oder die Knöchel; Pseudogicht schlägt plötzlich zu, verursacht Schmerzen und Schwellung im Gelenk und schädigt möglicherweise das Knorpelgewebe. Eine Attacke dieser Art kann sich über Tage oder Wochen hinziehen, wobei die akute Phase zwischen 12 und 36 Stunden dauert. Oder der Schmerz flammt in mehreren Gelenken gleichzeitig auf, obwohl das im allgemeinen weniger bedenklich und eher chronisch ist. Manchmal nehmen die Schmerzen nach irgendwelchen Betätigungen zu, manchmal nicht. Diese Symptome verschwinden oft ohne irgendeine Behandlung.

Pseudogicht ist erst vor kurzem als eine Form von Arthritis erkannt worden. Genau wie bei echter Gicht werden die Schmerzen durch im Gelenkraum abgelagerte Kristalle verursacht, aber bei Pseudogicht sind diese Kristalle eher aus Calciumpyrophosphat als aus Harnsäure. Diese Calciumkristalle können auch im Knorpelgewebe abgelagert werden und dadurch einen Zustand hervorrufen, der als Chondrocalcinose bezeichnet wird (lateinisch für »Calcium im Knorpel«).

Pseudogicht taucht im allgemeinen nicht vor dem 65. Lebensjahr auf (ganz selten einmal auch schon bei unter 30jährigen), und sie scheint Männer und Frauen gleichermaßen zu treffen. Die Krankheit kann aufgrund chirurgischer Eingriffe, Traumata oder Streß ausbrechen, aber nicht durch die Ernährungsweise. Und obwohl die Kristalle Calcium enthalten, scheint es ohne Einfluß zu sein, wenn man Milch trinkt oder stark calciumhaltige Speisen verzehrt.

Zur Behandlung gehört eine Gelenkpunktion, um die Kristalle enthaltende Flüssigkeit zu entfernen, NSAIDs, um Schmerzen und Entzündung zu bekämpfen, und Ruhigstellung und/oder Schienung während einer akuten Attacke, um die Gelenke zu schützen. Gymnastische Übungen dienen dazu, die Muskulatur aufzubauen und nach einem akuten Anfall die volle Beweglichkeit der Gelenke wiederherzustellen. In seltenen Fällen muß ein Gelenk, das schwer geschädigt ist, ungewöhnlich schmerzt oder instabil geworden ist, gegen ein Kunstgelenk ausgetauscht werden.

Psoriasis-Arthritis

Diese erblich bedingte Form der Arthritis entwickelt sich manchmal bei Menschen, welche die Hautkrankheit Psoriasis (Schuppenflechte) haben. Psoriasis verursacht gerötete, schuppige Flecken, zumeist am Hals, an den Knien und Ellenbogen, und die Fingernägel können »Grübchennägel« aufweisen. Psoriasis-Arthritis kann die Endgelenke von Zehen oder Fingern befallen, die dann so anschwellen, daß sie wie »Wurstfinger« aussehen.

Die Gelenke der Extremitäten sind am häufigsten betroffen, und die Diagnose kann erst mit Sicherheit gestellt werden, wenn der Patient an Haut und Nägeln die Symptome von Psoriasis aufweist. Obwohl das Leiden chronisch ist, fühlen sich die meisten Menschen mit Psoriasis-Arthritis abgesehen von den Gelenkschmerzen durchaus wohl. Im allgemeinen leiden sie weder unter Erschöpfung noch unter Knochenschwäche.

Psoriasis-Arthritis zeigt sich meist, wenn die Menschen zwischen 20 und 30 Jahre alt sind, obwohl sie auch in jeder anderen Altersstufe auftreten kann. Sie ereilt Männer und Frauen gleichermaßen, betrifft aber etwa 5 bis 8 Prozent derjenigen, die Schuppenflechte haben. Zur Behandlung dienen NSAIDs, um die Entzündung zu reduzieren, Übungen zur Besserung der Gelenkbeweglichkeit und Ruhigstellung. Selten wird Methotrexat verschrieben. Goldinjektionen haben sich gelegentlich als wirkungsvoll erwiesen.

Reiter-Syndrom

Zuerst durch Dr. Hans Reiter während des Ersten Weltkriegs beschrieben, handelt es sich um eine Erkrankung, die Gelenke, Augen, Haut und Harntrakt befällt. Das Reiter-Syndrom ist »itis«-Krankheit (*itis* = Entzündung), und charakteristisch für sie sind die Arthritis und zumindest zwei der folgenden Erkrankungen:

Urethritis (Entzündung der Harnröhre)
Prostatitis (Entzündung der Vorsteherdrüse, Prostata)
Stomatitis (Mundschleimhautentzündung)
Conjunctivitis (Bindehautentzündung)
Dermatitis (Schuppiger Ausschlag)

Zu den vielen Symptomen des Reiter-Syndroms gehören Entzündung der Harnröhre, fortgesetzter Harndrang, erhöhte Temperatur, gerötete Augen, unangenehme Eiterabsonderung innerhalb von zwei Wochen nach Geschlechtsverkehr und Hautschädigungen um Finger- und Zehennägel herum und an den Handflächen und Fußsohlen. Es kann auch zu Gelenkschmerzen kommen, vor allem im Rücken, in der Hüfte, in den Beinen und Zehen. Nicht alle Patienten weisen diese Anzeichen und Symptome auf. Die Ursache des Reiter-Syndroms ist unbekannt. Es scheint eine genetische Voraussetzung für die Erkrankung zu geben, aber der »Auslöser« ist möglicherweise eine sexuell oder über den Magen-Darm-Trakt übertragene Infektion.

Männer im Alter zwischen 20 und 40 sind am häufigsten Opfer des Reiter-Syndroms. Frauen bekommen die Krankheit auch, aber bei Männern kann sie leichter diagnostiziert werden, weil die Symptome offensichtlicher sind. Behandelt wird mit NSAIDs, um Schmerzen und Entzündungen zu reduzieren, und mit Antibiotika, wenn der Infektionsauslöser bekannt ist. Ärzte empfehlen Männern mit Reiter-Syndrom, Kondome zu benutzen, um die Krankheit nicht weiterzutragen, wenn die Infektion noch nicht behandelt worden ist.

Rheumatoide Arthritis (RA)

RA ist eine Autoimmunkrankheit. Sie entsteht, wenn der Körper sich »gegen sich selbst wendet«, wobei das Immunsystem die körpereigenen Gewebe angreift, so als handele es sich um fremde Eindringlinge. In ihrer mildesten Form äußert sich rheumatoide Arthritis durch Beschwerden im Gelenk, in den schwersten Fällen kann sie starke Schmerzen, verformte Gelenke und Schäden im gesamten Körper verursachen.

Manche Experten sind der Ansicht, daß RA durch eine bakterielle Infektion in den Gelenken hervorgerufen wird. Sie könnte aber auch durch ein Virus ausgelöst werden und zwar bei denjenigen, die hierfür eine genetische Anlage haben, wobei sich die Knorpeloberfläche entzündet. Mit der Zeit wird die Knorpeloberfläche durch diese chronische Entzündung dick und übergroß. Sie greift schließlich auf das Innere des Knorpels, auf die das Gelenk stützenden Gewebe und sogar auf den Knochen über und schwächt somit das gesamte Gelenksystem. Ein so geschwächtes Gelenk wird immer schmerzhafter und funktionsunfähiger und ist am Ende sogar verformt und bewegungsunfähig.

RA, die für gewöhnlich auf beiden Seiten des Körpers im gleichen Gelenk auftritt (zum Beispiel in beiden Händen) macht sich plötzlich bemerkbar. Die Gelenke schwellen an, sind empfindlich und entzündet. Es können Fieber auftreten, Gewichtsverlust, ein allgemeines Gefühl der Übelkeit, Steifheit der Gelenke und Schmerzen. Augen und Mund fühlen sich trocken an, wenn die Tränen- und Speicheldrüsen mit betroffen sind.

Etwa ein Prozent der erwachsenen Menschen in Deutschland sind von RA geplagt. Meist tritt die Krankheit im Alter zwischen 20 und 40 erstmals auf. Gelegentlich betrifft sie aber auch ältere Menschen und Kinder. Ungefähr 10 Prozent der Rheumatiker haben erst einen Anfall, gefolgt von einem spontanen, länger anhaltenden Rückgang der Krankheitssymptome. Bei den übrigen 90 Prozent wird die Gelenkentzündung chronisch, verläuft aber eher mild, mit gelegentlichen erneuten Attacken. Im Lauf der Zeit kann sich das Leiden verschlimmern.

Die Behandlung der RA ist darauf angelegt, die Schmerzen zu lindern, die Entzündung zu reduzieren, die Zerstörung des Gelenks zu stoppen oder zu verlangsamen und insgesamt die Körperfunktionen zu verbessern. NSAIDs sind die erste Maßnahme. Drängen sie die Symptome jedoch innerhalb von drei Monaten nicht ausreichend zurück, geht man zu einer sogenannten Basistherapie über. Sie besteht in einer Langzeitbehandlung mit verschiedenen Substanzen, zu denen auch die Goldsalze und Methotrexat gehören. Manchmal läßt sich die Gelenkentzündung nicht anders aufhalten als durch die Gabe von Corticosteroiden (Nebennierenrindenhormone). Gymnastische Übungen und Physiotherapie können dazu beitragen, die Versteifung und die Schmerzen in den Gelenken zu vermindern und ihre Mobilität zu fördern. Operationen, bei denen Gelenke (vor allem die von Hüfte und Knie) ausgetauscht werden, sind dann unumgänglich, wenn der Patient auf andere Weise seine Unabhängigkeit nicht mehr bewahren kann.

ANDERE GELENKERKRANKUNGEN

Arthritis ist nicht die einzige Krankheit, die die Gelenke betrifft. Andere Erkrankungen in verschiedenen Teilen des Körpers können als Begleiterscheinung auch die Gelenke schädigen. Die in der Folge erwähnten Krankheiten sind keine wirklichen

Arthritisformen, können jedoch arthritisartige Symptome hervorrufen.

Fibromyositis-Syndrom

Charakteristisch hierfür sind ausgedehnte Schmerzen, Starre und Schwäche in der Muskulatur des unteren Rückens, der Hüften, Schenkel, des Nackens, der Schulter, der Brust oder der Arme, begleitet von Muskelverspannungen in all diesen Gebieten. Oft resultiert daraus eine weitgehende Bewegungseinschränkung. »Mir tut einfach alles weh«, sagen die Patienten oft zu ihren Ärzten. Die Symptome des Fibromyositis-Syndroms ähneln sehr denen der muskulären Ermüdungsreaktionen. Das erklärt, warum es Ärzten früher schwerfiel, zwischen beiden zu unterscheiden. Aber in den letzten Jahren haben Wissenschaftler herausgefunden, daß die Diagnose eines Fibromyositis-Syndroms auf Schmerzen oder Empfindlichkeit an zumindest 11 von 18 spezifischen Punkten des Körpers basiert.

Bei der Erkrankung entzündet sich das Bindegewebe der Muskeln, Sehnen und Knochen. Chronische Schmerzen verschiedener Art können in einem Teil des Körpers wie zum Beispiel im Nacken beginnen und sich dann ausbreiten. Aber Steifheit und Empfindlichkeit betreffen eher Bänder, Sehnen und Muskeln als die Gelenke, wie das bei Arthritis der Fall ist.

Die meisten Fibromyositis-Kranken sind Frauen zwischen 35 und 60, und am häufigsten tritt die Erkrankung kurz vor der Menopause auf. Eine spezifische Ursache ist bisher nicht entdeckt worden, und häufig werden Fehldiagnosen gestellt, weil die meisten Symptome auch bei anderen Krankheitszuständen vorkommen.

Die Behandlung besteht darin, die chronischen Schmerzen, Schlafstörungen und die bei einem chronischen Leiden so oft auftretenden Depressionen zu bekämpfen. Wassergymnastik, Biofeedback und Entspannungstechniken sind allesamt hilfreich. Obwohl meist NSAIDs verordnet werden, um die Schmerzen zu erleichtern, wirken sie nicht immer. Deshalb sind gelegentlich Injektionen mit muskelentspannenden Mitteln und Lokalanästhesie an den schmerzenden Stellen erforderlich.

Paget-Krankheit (Osteodystrophia deformans)

Bei dieser Krankheit, die auch unter der Bezeichnung Osteomyelitis deformans Paget bekannt ist, handelt es sich um eine Knochenerkrankung mit charakteristischen Schmerzen und Deformierungen. Bei ihr ist der normale Auf- und Abbau der Knochenmasse deutlich beschleunigt. Es wird neuer, verdickter, weicher Knochen gebildet, der leichter bricht als gesunder Knochen, weil es ihm an Festigkeit fehlt. Die Paget-Krankheit betrifft häufig die Knochen des Beckens, des Schädels, des Rückgrats und der langen Beinknochen. Die geschwächte Knochenstruktur, die für die Krankheit charakteristisch ist, führt zu Arthritis in den zunächstgelegenen Gelenken. Ohrgeräusche und Gehörverlust können vorkommen, wenn die kleinen Knochen des Ohrs von der Krankheit betroffen sind. Die rapide Knochenbildung hört allmählich auf, die Symptome können kommen und gehen, aber die Veränderung der Knochen bzw. ihr bereits bestehender Schaden bleibt bestehen.

Wenn die Krankheit beginnt, sind im allgemeinen noch keine Symptome erkennbar, also kann sie nur durch routinemäßige Bluttests diagnostiziert werden. Tauchen dann Symptome auf, werden sie als »starke Knochenschmerzen« beschrieben, verbunden mit einem allgemeinen Wärmegefühl und auch Kopfschmerzen, sofern die Schädelknochen betroffen sind. Die Knochen schmerzen dauernd (besonders nachts), sie scheinen größer zu werden, und die Haut, die sie umgibt, fühlt sich ungewöhnlich warm an. Die Knochenbildung ändert sich mit fortschreitendem Leiden, sie werden schwächer, verdicken und verformen sich. Die Bewegungsfähigkeit kann eingeschränkt sein, und die Knochen können brüchig werden.

Die Paget-Krankheit tritt bei Männern häufiger auf als bei Frauen, und beginnt im allgemeinen im Alter zwischen 50 und 70. Sie tritt in manchen Familien öfter auf. Die Ursache des

Leidens ist unbekannt. Die Behandlung konzentriert sich auf Schmerzlinderung, Verhütung von Knochendeformationen oder -brüchen und Schutz des Gehörs. Auch eine Medikation, wie sie sonst bei Osteoporose angewandt wird, kann unter Umständen hier hilfreich sein. Chirurgische Behandlung kann zur Korrektur sowohl des Hörverlusts als auch deformierter Knochen erforderlich sein.

Polymyalgia rheumatica (PMR)

PMR ist ein Krankheitszustand, der sich in Steifheit oder Schmerzen in den Nacken-, Schulter- und Hüftmuskeln äußert, vor allem morgens. Die Patienten klagen oft darüber, daß sie aufgrund ihrer Steifheit kaum aus dem Bett kommen. Die Krankheit tritt schnell auf: Eine ganze Reihe von Symptomen kann innerhalb eines Tages auftreten, einschließlich Schmerzen in der Kiefermuskulatur beim Essen oder Reden, heftige Kopfschmerzen, Empfindlichkeit an Kopfhaut und Schläfen, Gehörschwierigkeiten, eine beharrlich wunde Kehle, Mühe beim Schlucken und Husten. In seltenen Fällen kann auch die Blutversorgung in einem Auge beeinträchtigt sein. Wenn das nicht sehr schnell und gezielt mit hohen Dosen Cortison behandelt wird, kann das Auge erblinden. Es ist ungewiß, ob PMR auch die Gelenke, Muskeln oder Arterien betrifft, und die Ursache ist unbekannt. Corticosteroide, die Standardbehandlung für PMR, sind im allgemeinen wirksam, aber sie haben ihre Nebenerscheinungen.

Polymyositis und Dermatomyositis

Im allgemeinen einfach als *Myositis* bezeichnet, äußern sich beide Erkrankungen in Entzündung des Bindegewebes, gekoppelt mit Muskelschwäche und nachfolgendem Versagen der Muskulatur (Polymyositis) und der Haut (Dermatomyositis).

Polymyositis ruft eine Muskelentzündung hervor, vor allem in Armen und Beinen, die die Muskelfasern zerstört und zu Muskelschwund führt. Wenn die Schulter betroffen ist, hat der Patient Schwierigkeiten, sich das Haar zu kämmen oder einen

Teller aus dem Schrank zu nehmen. Wenn Muskeln im Gebiet der Hüfte betroffen sind, fällt es schwer, von einem Stuhl aufzustehen oder die Treppe emporzusteigen. In der schlimmsten Form kann Polymyositis die Muskulatur von Nacken und Kehle schwächen, die Stimme verändern und das Schlucken erschweren. Wenn die Brustmuskulatur betroffen ist, behindert das das Atmen.

Bei Dermatomyositis kann ein rötlicher Ausschlag auf dem Gesicht, den Fingerknöcheln, Ellenbogen, Knien, Fußknöcheln und um die Augen herum auftreten. Manchmal werden die Augenlider aufgedunsen und bekommen eine purpurne Färbung. Im fortgeschrittenen Stadium können durch Reiben der betroffenen Stellen mehrere Hautschichten abgehen.

Andere Symptome bei Polymyositis und Dermatomyositis sind Fieber, Gewichtsverlust und Gelenkschmerzen. Niemand weiß genau, was die Krankheit auslöst, obwohl sie viel Ähnlichkeiten mit Lupus und rheumatoider Arthritis hat und wahrscheinlich als eine Autoimmunkrankheit anzusehen ist. Myositis entwickelt sich allmählich innerhalb von Monaten. Im allgemeinen trifft sie Personen im Alter zwischen 30 und 60, und zwar doppelt so oft Frauen wie Männer. Die meisten Patienten sprechen auf Behandlung gut an. Allerdings kann die Krankheit in einigen Fällen lebensgefährlich werden, vor allem bei älteren Menschen mit Krebs.

Myositis wird mit Corticosteroiden gegen die Muskelschwäche und mit physikalischer Therapie behandelt. Ruhe und Entspannung sind ebenfalls wichtig.

Sklerodermie

Skleroderma bedeutet »dicke Haut«, also ist für diese Krankheit eine Verhärtung und Verdickung der Haut an Händen, Armen und im Gesicht charakteristisch, ebenso Geschwüre an den Fingern, Haarausfall und Hautverfärbung. Auch die Gelenke, Blutgefäße und inneren Organe sind betroffen.

Die winzigen Blutgefäße und Kapillaren sind bei Sklerodermie entzündet und veranlassen den Körper, Kollagen zu produzieren. Das überschüssige Kollagen wird in der Haut und in den Körperorganen abgelagert, wo es sich verhärtet, die Haut verdickt und in den inneren Organen für Funktionsstörungen sorgt. Obwohl die Gelenke selbst durch Sklerodermie nicht geschädigt sind, können sie sich steif anfühlen, weil eben die Haut hart geworden ist. Tatsächlich können die Finger steif und klauenartig werden, so bald überschüssiger Knorpel abgelagert wird, auch wenn die Gelenke an sich nach wie vor gesund sind. Die schlimmsten Komplikationen der Krankheit hängen mit der Ablagerung von Kollagen und der sich daraus ergebenden Vernarbung der inneren Organe zusammen. Die Schäden, die die Sklerodermie an der Speiseröhre, dem Herzen, den Lungen, den Nieren oder dem Darmtrakt anrichtet, können sich lebensgefährlich auswirken.

Frauen sind von Sklerodermie fünfmal so häufig betroffen wie Männer. Am meisten gefährdet sind Frauen im Alter zwischen 30 und 60, obwohl alle Menschen beiderlei Geschlechts und jeglichen Alters davon getroffen werden können. So wie rheumatoide Arthritis hält man auch Sklerodermie für eine Autoimmunkrankheit, die durch einen unbekannten Faktor ausgelöst wird, der auf Umwelteinflüssen beruht oder chemischer Natur ist. (Sklerodermieähnliche Erkrankungen sind bei Arbeitern vorgekommen, die silikathaltigem Staub oder Vinylchlorid ausgesetzt waren, und ebenso bei Menschen, die Bleomyzin oder das Schlafmittel L-Tryptophan genommen haben. Aber auch Frauen, die sich ihre Brust mit Silikonkissen vergrößern oder nach einer Krebsoperation aufbauen ließen, haben vermehrt Sklerodermie entwickelt.) Leukämiepatienten, die eine Knochenmarktransplantation bekommen haben, entwickeln gelegentlich Symptome, die der Sklerodermie ähneln.

Es gibt keine eigentliche Heilung für diese Krankheit, aber mit verschiedenen Therapien versucht man, die Symptome in Schach zu halten. NSAIDs werden gegen die Schmerzen und die Entzündung gegeben, Corticosteroide bei Muskelproblemen, säurebindende Mittel bei Sodbrennen. Mit Medikamenten wird zu hoher Blutdruck gesenkt und der Kreislauf angeregt. Vorsichtige körperliche Übungen tragen zur allgemeinen Fitneßsteigerung und der Flexibilität von Haut und Gelenken bei. Die Haut vor weiteren Schädigungen zu bewahren, ist ebenfalls ein wichtiger Behandlungspunkt bei Sklerodermie.

Sjögren-Syndrom

Nach rheumatoider Arthritis ist das Sjögren-Syndrom die häufigste Autoimmunkrankheit, die zum rheumatischen Formenkreis gehört. Bei ihr entzünden sich Tränen- und Speicheldrüsen, was trockene Augen und trockenen Mund verursacht. Juckende, rote, empfindliche Augen und verschwommenes Sehen sind typische Symptome, ebenso wie Risse in der Zunge oder den Mundwinkeln, Schwierigkeiten beim Kauen und Schlucken und ein vermindertes Geschmacksempfinden. Weitere, mit dem Sjögren-Syndrom in Verbindung gebrachte mögliche Probleme sind Zahnkaries, Entzündung der Gelenke, Lungen, Nieren, Leber, Nerven, Schilddrüse und Gehirn, außerdem Erschöpfung. Zumeist ist der Zustand von einer milden Form der Arthritis begleitet.

Das Sjögren-Syndrom ist eine Autoimmunerkrankung und tritt oft in Verbindung mit Lupus, rheumatoider Arthritis oder Sklerodermie auf. Obwohl bisher keine spezifische Ursache festgestellt werden konnte, nimmt man an, daß Vererbung, Virusinfektionen und Hormone einen wichtigen Faktor bei dieser Krankheit darstellen. Sie kann jederzeit jeden treffen, aber 90 Prozent der Erkrankten sind Frauen, und die meisten sind älter als 20 Jahre.

Die Behandlung ist darauf angelegt, die körperlichen Beschwerden zu mildern und die Trockenheit in Augen und Mund zu beseitigen. Dazu dienen in erster Linie Augentropfen, sogenannte Tränenersatzmittel; Kaugummi und Luftbefeuchter können hilfreich sein. NSAIDs werden angewandt, um Gelenk- und Muskelschmerzen und die Entzündungen zu reduzieren. Gymnastische Übungen können dazu beitragen, Gelenke und Muskeln flexibel zu erhalten.

Lupus erythematodes

Diese Autoimmunkrankheit greift das Bindegewebe des gesamten Körpers an und entzündet es. Die Patienten können einen roten Ausschlag auf dem Nasenrücken und den Wangen bekommen, der den Markierungen eines Wolfs ähnelt, daher der Name (*lupus* lat. für *Wolf*). Aus dem gleichen Grund wird die Krankheit auch als »Schmetterlingserythem« bezeichnet.

Lupus befällt neunmal so viel Frauen wie Männer und bricht gewöhnlich während der fruchtbaren Jahre der Frau aus, also hauptsächlich im Alter zwischen 18 und 45. Etwa einer von 2000 Menschen wird von dieser Krankheit befallen. Durch die Krankheit wird eine große Menge ungewöhnlicher Antikörper produziert, sogenannte antinukleäre Antikörper (ANA), die die Körpergewebe schädigen. Haut, Nieren, Nervensystem, Muskeln, Lungen und Herz können betroffen sein, und ebenso die Gelenke, speziell die der Finger, Hände und Knie. Außer dem roten Ausschlag im Gesicht bestehen die üblichen Symptome aus Gelenkschmerzen, Versteifung, Fieber, Muskelschmerzen, Gewichtsverlust, Haarausfall und Erschöpfung. Zudem können die Betroffenen empfindlich gegenüber ultraviolettem Licht werden. Dann verschlimmert sich der Ausschlag, wenn man sich der Sonne aussetzt. Mit fortschreitender Erkrankung können Herz, Lunge und Nieren bleibenden Schaden davontragen.

Wie bei Sklerodermie und rheumatoider Arthritis ist der Auslöser von Lupus unbekannt, es scheinen aber nur diejenigen betroffen zu sein, die eine genetische Anlage dafür haben. Bei manchen Lupuspatienten wurde festgestellt, daß es ihnen an gewissen Enzymen mangelt, die für die Immunreaktionen wichtig sind.

Wie schwer sich die Krankheit ausprägt, variiert deutlich von Person zu Person. Manche Menschen wissen nicht einmal, daß sie Lupus haben und bedürfen gar keiner Behandlung, während andere ernsthaft erkrankt sind. Die Mehrheit der Betroffenen jedoch weisen eher maßvolle Symptome auf und sind nicht sonderlich belastet.

Die Behandlung von Lupus umfaßt NSAIDs gegen Schmerzen und Entzündung, eine Basistherapie mit dem Malariamittel Chloroquin bei akuten Schüben oder bei starkem Ausschlag, Salben oder Hautcremes gegen diesen Ausschlag, und in schwereren Fällen Corticosteroide (vor allem, wenn die Nieren betroffen sind). Körperübungen, das Vermeiden zu starker Sonnenbestrahlung und Ruhe während der akuten Stadien der Krankheit sind ebenfalls wichtig. Zudem sollten die Patienten gewisse Chemikalien meiden wie Haarspray, Farben, Insektizide und Düngemittel.

Arteriitis temporalis (Horton-Krankheit)

Arteriitis temporalis ist eine entzündliche Erkrankung der großen Arterien im Kopf, im Hals und auch sonstwo im Körper. Symptome sind Schmerzen und Steifheit in der Muskulatur der Oberarme, des Rumpfs und der Beine (vor allem morgens), Kopfweh in Form von Pochen in der einen Schläfe, Überempfindlichkeit, Schwellungen und Röte entlang des Verlaufs der Schläfenarterie an einer Kopfseite, erhöhte Temperatur und Appetitlosigkeit. Weil die Arterien entzündet sind, können sie nicht genügend Blut in die Körpergewebe befördern. Da das Kollagen ebenfalls betroffen ist, kann sich ein arthritischer Zustand entwickeln. Arteriitis temporalis ist der Polymyalgia rheumatica sehr ähnlich.

Bei Arteriitis temporalis handelt es sich um eine Autoimmunerkrankung; aus unbekannten Gründen attackiert das Immunsystem Bindegewebe und andere Teile des Körpers. Im allgemeinen befällt sie Menschen, die zuvor bei bester Gesundheit waren. Das durchschnittliche Alter der Betroffenen liegt um 70 herum, und Frauen sind doppelt so oft betroffen wie Männer. Das ist bei dieser Krankheit ebenso wie bei anderen Autoimmunerkrankungen, die aus unbekannten Gründen Frauen deutlich häufiger betreffen als Männer.

Die Ärzte wenden eine Reihe verschiedener Medikamente zur Behandlung der Krankheit an, einschließlich Corticosteroiden und immunsuppressiver Mittel.

KAPITEL 11

EIN BLICK IN DIE ZUKUNFT

Nach all den durchlittenen Schmerzen, dem Frust ob der Unfähigkeit, das zu tun, was man tun möchte, nach dem Gefühl, vor der Zeit gealtert zu sein und nach den Grübeleien darüber, wie schlimm es wohl noch werden kann, können Sie etwas gegen Ihre Osteoarthrose *tun!* Es ist möglich, sie zu mildern und sogar zu kurieren – mit Glucosamin- und Chondroitinsulfat und dem Rest der Arthrose-Kur. Und vielleicht gibt es in der Zukunft noch mehr Möglichkeiten, das Problem in Angriff zu nehmen. Neue Methoden, um den Knorpelabbau zu beheben, nehmen in den Labors und Forschungszentren überall auf der Welt rapide Gestalt an.

MÖGLICHKEITEN FÜR DIE ZUKUNFT

Mit Arthrose befaßte Wissenschaftler haben bei ihrer Suche nach Ersatz oder Heilung geschädigten Knorpels enorme Fortschritte gemacht.

Die Kunst der Knorpeltransplantation schreitet stetig fort. Wissenschaftler in Philadelphia haben erfolgreich Knochen- und Knorpelzellen vom Mark einer Maus in das einer anderen verpflanzt. Als einer der ersten Patienten unterzog sich ein amerikanischer Polizeibeamter einer »autologen Chondrozyten-Implantation« (ACI). Dieser Beamte hatte einen bösen Tritt gegen beide Knie bekommen, als er einen betrunkenen Autofahrer anhielt. Während der darauffolgenden zwei Jahre war er stark behindert und gezwungen, ärztlich verordnete Medikamente gegen seine Schmerzen einzunehmen. Es wurde überlegt, ob man ihm die Kniegelenke gegen künstliche austauschen sollte, aber das war ihm zu kostspielig und auch zu schmerzhaft. Außerdem hätte die Operation seine Knie nur begrenzt wieder beweglich gemacht, und sie hätte vermutlich nach zehn Jahren wiederholt werden müssen. Statt dessen entschied er sich für ACI. Die Ärzte entnahmen einem Teil seines Knies gut erhaltenen Knorpel und züchteten daraus gesundes Gewebe, das sie dann in das geschädigte Gelenk implantierten. Es dauert mindestens ein Jahr, bevor das Resultat eingeschätzt werden kann, also wäre es zu früh, in diesem Buch die Methode als Erfolg zu bezeichnen, aber die Ärzte sind sehr optimistisch.

ACI stammt aus Schweden und ist dort erfolgreich angewandt worden, zumeist bei Osteoarthrose im Knie. Schwedische Ärzte experimentieren damit auch bei Knorpeldefekten der Knöchel- und Schultergelenke. Bessere Resultate werden erzielt, wenn der Patient noch jünger ist und nur kleine, isolierte Knorpelschädigungen in bestimmten Knochen hat (Gelenkknorpel am Oberschenkel scheint besser zu reagieren als der des Knies). Während dieses Buch verfaßt wurde, haben sich rund 60 Amerikaner einer ACI unterzogen, aber da es sich um eine so neue Methode handelt, wissen wir nicht, ob das neue Knorpelgewebe mehr als einige Jahre lang hält oder unter der alltäglichen Belastung nachgibt. Was wir jedoch wissen, ist, daß diese Behandlung nur bei sekundärer Arthrose wirksam zu sein scheint, d. h. nur für Knorpelschädigung durch Verletzungen, nicht für primäre Arthrose.

Etwas anderes: Forscher des Massachusetts Institute of Technology haben mit »Retorten-Knorpel« gearbeitet. Bisher ist es ihnen gelungen, ein festes, aber flexibles Material zu entwickeln, das normalem Knorpelgewebe nahezu entspricht. Wir wissen noch nicht, ob es in geschädigte Gelenke transplantiert werden kann und ob es der Belastung täglicher Beanspruchung standhält – aber die Möglichkeiten sind interessant.

Ein weiterer faszinierender Versuch, Gelenkknorpel wieder aufzubauen, liegt in der Entwicklung der Substanz *Chondro-*

generon, die dafür sorgen soll, daß neues Knorpelgewebe gebildet wird. Es handelt sich um eine Kombination aus dem Wachstumsfaktor Beta und Fibrinogen. Fibrinogen »klebt« sozusagen den Wachstumsfaktor an den geschädigten Knorpel. Chondrogeneron, so hat sich herausgestellt, fördert das Wachstum des Knorpels und beseitigt Knorpeldefekte bei Versuchstieren. Wie Knorpeltransplantationen und »Retortenknorpel« könnte diese Substanz in Zukunft zu einer wirkungsvollen Behandlung werden, wenn sie das Knorpelgewebe wiederherstellt.

Mehrere Ärzte in den Vereinigten Staaten haben mit *Meniskus-Transplantaten* experimentiert. Ihre Theorie ist, daß sich das Kniegelenk wieder stabilisiert und Osteoarthrose verhütet oder ihre Entwicklung zumindest verlangsamt wird, wenn der geschädigte Meniskus (das abpolsternde Knorpelstück im Kniegelenk) wiederhergestellt wird – sei es durch übertragenes Gewebe oder durch synthetische Materialien. Es sind aber noch weitere Studien erforderlich, bevor die Ärzteschaft diese Methode als allgemein gültige Behandlungsweise akzeptieren wird.

Die Möglichkeiten für die Zukunft sind nahezu unbegrenzt. Wir werden vielleicht spezielle »Impfstoffe« finden, die in der Lage sind, die »knorpelzerstörenden« Enzyme zu bändigen und sie in ihrem Vernichtungsfeldzug zu stoppen, oder Techniken, mit deren Hilfe gesunde Gene in geschädigtes Knorpelgewebe eingeführt werden, um dort die schadhaften Zellen zu ersetzen, die minderwertiges Material produzieren. Ausreichend Zeit und ein bißchen Glück vorausgesetzt, können wir vielleicht die Arthrose ein für allemal besiegen.

Eine aufregende und wirksame Methode, die wir heute anwenden können

Glücklicherweise brauchen wir nicht darauf zu warten, bis diese noch im Versuchsstadium befindlichen Methoden ihre

Tests und Verbesserungen hinter sich haben, bevor wir das Problem der Arthrose in Angriff nehmen können. Mit Hilfe der Arthrose-Kur haben wir bereits ein einfaches, sicheres und wirkungsvolles Mittel in der Hand, um die Wiederherstellung geschädigten Knorpels zu fördern. Wenn Sie den Neun-Punkte-Plan befolgen, sollte es Ihnen möglich sein, Ihre Arthrose-Schmerzen und die anderen Symptome erheblich zu mildern, wenn nicht gar total auszumerzen. Dabei beugen Sie dann auch noch dem Übergreifen der Erkrankung auf Ihre anderen, gesunden Gelenke vor.

Es ist also möglich, die Schmerzen zu stillen und die Behinderung durch Arthrose zu überwinden. Das Programm ist einfach – Sie müssen nur damit anfangen!

GLOSSAR

Aktive Bewegungsübungen: Übungen, bei denen der Patient die Muskeln aus eigener Kraft, ohne die Hilfe eines Therapeuten anspannt.

Aktive, unterstützte Bewegungsübungen: Übungen, bei denen der Patient die Muskeln mit Hilfe des Therapeuten anspannt.

Aerobische Übungen: Körperliche Übungen, die die Ausdauerleistung steigern und damit Herz und Kreislauf stärken. Sie sind so dosiert, daß der Muskulatur für diese Übungen genügend Sauerstoff zur Verfügung steht und sie nicht ins Defizit gerät.

Analgetika: Mittel, die Schmerzen lindern, aber keinen Einfluß auf Entzündungen haben.

Anaphylaxie: Eine schwere, manchmal lebensgefährliche allergische Reaktion. Sie tritt häufiger auf, wenn eine Substanz injiziert wird.

Antioxidanzien: Substanzen wie Carotinoide, Vitamin C, Vitamin E und Selen, die »freie Radikale« daran hindern, dem Körper Schaden zuzufügen.

Antipyretika: Fiebersenkende Mittel wie z. B. Paracetamol.

Arthroplastik: Operativer Eingriff, mit dem ein Gelenk wiederhergestellt oder ersetzt wird.

Ascorbat: Ein Salz des Vitamin C.

Autotransplantation: Verpflanzung von Gewebe beim selben Menschen.

Autologe Chondrozyten-Implantation (ACI): Eine chirurgische Methode, bei der aus gesundem Knorpel Gewebe gezüchtet und dann in ein geschädigtes Gelenk implantiert wird.

Biomechanik: Die auf die Körperbewegung übertragenen Gesetze der Mechanik.

Bouchard-Knoten: Anschwellung der mittleren Fingergelenke, tritt gelegentlich bei Arthrose auf.
Cartilago: Knorpel(gewebe). Das gelartige, gummiähnliche Gewebe, das die Enden der Gelenkknochen bedeckt. Knorpel besteht aus Kollagen und Proteoglycanen, ist ein ausgezeichneter Stoßdämpfer und schützt die Knochenenden davor, sich aneinander zu reiben.
Cartilago-Matrix: Der »Geburtsort« gesunden Knorpelgewebes.
Chondrogeneron: Eine Kombination aus »Wachstumsfaktor Beta (TGF-beta) und Fibrinogen, das bei Versuchstieren das Knorpelwachstum gefördert hat.
Chondroitinsulfat: Natürlich vorkommende Substanz, die gewisse Enzyme daran hindert, Knorpel zu zerstören und zugleich die Flüssigkeitszufuhr zu den Proteoglycan-Molekülen fördert.
Chondroprotektiva: Substanzen, die gesunde Knorpelzellen vor Schädigung schützen sollen.
Chondrozyten: Zellen, die das Knorpelgewebe bilden.
Corticosteroide: Wirkstoffe (»Cortison«), die Entzündungsreaktionen bremsen. Sie können manchmal lebensrettend sein, aber auch gefährliche Nebenwirkungen haben.
Crepitatio, Krepitation: Knarrende oder knisternde Geräusche, verursacht durch Gelenkknochen bei Bewegung.
Depressionen: Empfindungen der Traurigkeit, Verzweiflung oder des Entmutigtseins, die in milder bis schwerer Form auftreten und entweder chronisch sind, periodisch oder auch nur einmalig auftreten. Sie unterscheiden sich von einem »seelischen Tief«.
Eburneation: Ungewöhnliche Knochenverdichtung, bei Arthrose häufig.
Fettlösliche Vitamine: Vitamine, die sich nur in Fett lösen, im Körper gespeichert werden und bei Überdosierung schädlich wirken können. Vitamin A, D, E und K sind fettlöslich.
Flavonoide: Eine Gruppe von Substanzen, die in allen Pflanzen vorkommen, die für die Gesundheit der Kapillarwände wesentlich sind und ebenso für den Stoffwechsel von Vitamin C.
»Freie Radikale«: Unstabile Sauerstoffmoleküle. Sie entstehen vermehrt durch Streß im Gewebe, wie z. B. Zigarettenrauch, Bestrahlung oder Umweltgifte und zerstören gesundes Gewebe, indem sie Elektronen von anderen Molekülen »stehlen«.
Gastrointestinal: Alles, was zu den Organen des Verdauungstrakts gehört, von Mund bis Anus.
Glucosamin: Die maßgebliche Substanz, die darüber entscheidet, wie viele Proteoglycane (wasserbindende) Moleküle der Knorpel bildet.

Je höher der Glucosamingehalt, desto größer die Anzahl der Proteoglycane.
Graft: Gewebe, die bei derselben Person von einer Stelle zur anderen transplantiert werden.
Halbwertzeit: Die Zeitspanne, die ein Medikament im Körper bleibt, bis es zur Hälfte umgewandelt oder ausgeschieden worden ist.
Heberden-Knoten: Verformung der obersten Fingergelenke, häufig nach langandauernder Arthrose.
Inflammation: Entzündung, Reaktion der Körpergewebe auf Reizung oder Verletzung, charakteristisch sind Schmerzen, Schwellung, Rötung und Hitze.
Isometrische Übungen: Gymnastische Übungen, bei denen die Muskelspannung durch Druck gegen festen Widerstand gefördert wird (zum Beispiel Zusammenpressen der Hände). Die Gelenke werden dabei nicht bewegt. Eine häufig angewandte Übung für Arthrose-Patienten.
Isotonische Übungen: Übungen (z. B. Gewichtheben), bei denen eine Muskelkontraktion stattfindet und zugleich das Gelenk bewegt wird. Am besten geeignet für Menschen, die keine entzündeten Gelenke haben.
Mangan: Spurenelement, das die Wirksamkeit von Glucosamin- und Chondroitinsulfat steigert und bei der Synthese des Knorpels eine wichtige Rolle spielt.
Monoaminooxidase (MAO)-Hemmer: Mittel gegen Depressionen.
Neurotransmitter: Chemische Überträgerstoffe im zentralen Nervensystem, die »Botschaften« von einer Nervenzelle zur anderen übertragen.
NSAIDs: Nichtsteroidale entzündungshemmende Medikamente, im allgemeinen angewandt, um die Entzündung bei Arthrose oder Rheuma zu bremsen und die Schmerzen zu lindern.
Osteoblasten: Zellen, die Knochengewebe produzieren.
Osteoklasten: Zellen, die Knochengewebe abbauen.
Osteophyten: Verknöcherungen, die sich meist am Rand eines von Osteoarthrose befallenen Gelenks bilden.
Osteotomie: Operative Korrektur der Fehlstellung eines Gelenks.
Passive Übungen: Bewegungen, bei denen die Muskulatur von außen bewegt wird – mit Hilfe eines Therapeuten oder eines Geräts.
Prednison: Eine Substanz aus der Reihe der Glucocorticoide (»Cortison«), mit dem rheumatoide Arthritis, allergische Reaktionen und schwere Entzündungen behandelt werden.

Prostaglandine: Eine Gruppe von Gewebehormonen, die der Körper in kleinen Mengen produziert und die unter anderem am Entzündungsprozeß beteiligt sind.

Proteoglycane: Große, wasserbindende Moleküle, eine Verbindung aus Eiweißen und Zucker, die als Hauptbausteine des Knorpels fungieren.

Range-of-motion-Übungen: Gymnastische Übungen, um Versteifungen zu verringern und die Beweglichkeit von Gelenken zu fördern. (»Range of Motion« ist das Ausmaß, bis zu dem sich die Gelenke eines Menschen normalerweise bewegen können.)

Streß: Jeder physische, emotionale, wirtschaftliche, soziale oder andere Faktor, der eine persönliche Reaktion oder Veränderung erfordert. Fortgesetzter Streß kann die körperlichen Funktionen weitreichend verändern und wirkt sich oft negativ auf die Gesundheit aus.

Subchondraler Knochen: Der unmittelbar unter dem Gelenkknorpel befindliche Knochen.

Subchondral-Zyste: Mit Flüssigkeit gefüllter sackartiger Hohlraum im Knochen bei Osteoarthrose.

Synovialflüssigkeit: Gelenkflüssigkeit. Sorgt dafür, daß sich das Gelenk problemlos bewegen kann.

Synovialhaut: Innenhaut der Gelenkkapsel, die Gelenkflüssigkeit absondert.

Vitamine: Substanzen, die der Körper für normales Wachstum, Entwicklung und Stoffwechsel braucht, aber, von wenigen Ausnahmen abgesehen, nicht allein produzieren kann. Sie müssen ihm durch die Ernährung zugeführt werden. Wenn über lange Zeit das Minimum an Vitaminen nicht zugeführt wird, entstehen Vitaminmangelkrankheiten.

Wasserlösliche Vitamine: Vitamine, die sich in Wasser lösen und deshalb vom Körper in kurzer Zeit ausgeschieden werden können. Hierzu gehören die B-Vitamine und Vitamin C.

EINE ANMERKUNG ZUM SCHLUSS

Wenn Sie wissen möchten, welche Studien Dr. Theodosakis herangezogen hat, um seine Aussagen über Glucosamin- und Chondroitinsulfat zu begründen, können Sie sich an den Verlag wenden und um eine Literaturliste bitten. Allerdings handelt es sich dabei nicht um Bücher, die Sie im normalen Buchhandel kaufen können, sondern größtenteils um Artikel aus medizinischen Fachzeitschriften, die Sie evtl. in der Bibliothek der medizinischen Fakultät einer Universität einsehen bzw. die man Ihnen dort besorgen kann.

Die Adresse des Verlages lautet:
Mosaik Verlag GmbH
Neumarkter Straße 18
D-81673 München

REGISTER

A

Abendessen 156
Abnutzung 36
Abonnements 135
Abwechslung, Training 135
Abwehrschwäche, massive 98
  siehe auch Autoimmunkrankheit,
  Immunsystem
Acetylsalicylsäure 102 f., 152
ACI siehe Chondrozyten-Implantation,
  autologe
Aerobic 119 ff.
ALA siehe Alpha-Linolensäure
Alfalfa (Luzerne)
– Dosierung, hohe 155
Alkohol 104, 148 f., 171 f.
Alkoholiker 194
Alkoholmißbrauch 164
Alpha-Linolensäure (ALA) 145
Alpträume 163
Alterungsprozeß 36, 178
ANA siehe Antikörper, antinukleäre
  207
Analgetika siehe Schmerzmittel
Anfälligkeiten, genetisch bedingte
  184
Ängste
– Übungen, gymnastische 136
Angstgefühle/-zustände 163, 167, 170
Antazida 144, 152
Antidepressiva 166 ff.
Antikörper, antinukleäre (ANA) 207
Antioxidanzien 140 ff., 177 f.
– Nahrungsmittel 151
Appetit 162, 170
Appetitanregung 167
Appetitlosigkeit 170, 208

Arachidonsäure 146 f.
Arteriitis temporalis (Horton-Krankheit)
  208 f.
Arthritis
–, infektiöse 193 f.
–, juvenile rheumatoide (Ju.RA) 194 ff.
– Kinder 195
–, mon-/oligoartikuläre juvenile rheumatoide 195
–, polyartikuläre juvenile rheumatoide
  195
–, rheumatoide (RA) 33 f., 97, 199 f.,
  204, 206 f.
–,– Erscheinungsbild gegenüber Osteoarthrose 33
–, systemische juvenile rheumatoide
  195
Arthrose, sekundäre 136
Arthrose-Diät, Mythen 154 f.
Arthrosekranke, Therapie für
– Diät-Tagesplan 155–158
Arthrose-Kur 77–94
– Erfolgsaussichten 86–90
Arzt, Fragen an den 105 f.
Arzt konsultieren 78 f.
Atmen 122
– Schwierigkeiten 99
Aufwärmen 181
Augenlider, geschwollene 99
Augentrockenheit 199 f., 206
Ausblick (Zukunft) 209–212
Ausdauer 116 f.
Ausrüstung(sgegenstände, geeignete)
– Übungen, körperliche 134, 180 f.
Ausschlag, schuppiger siehe Dermatitis
Ausschläge 102
Autoimmunkrankheit 199, 204 ff., 208

B
Balance 117 f.
Band/Bänder (Ligamente) 41
Bechterewsche Krankheit 101, 188 f.
Belastungsübungen 114 *siehe auch* Übungen
Benommenheit 98, 102, 104, 167, 170
Beruhigungsmittel 167
Berührungen 173
– Empfindlichkeit 34 f.
Beta-Carotin 140 f.
Beweglichkeit (Flexibilität) 117
–, Förderung der 112
Bewegungen, passive
– Schmerzen 35 f.
Bewegungseinschränkung 19 f.
Bezugsquellen, Deutschland
– Glucosamin(sulfat) 74 f.
– Chondroitinsulfat 75 f.
Biomechanik 176
– verbessern/optimieren 80 f., 183 f.
Blick in die Zukunft 209–212
Blutdruck
–, erhöhter 99, 167
–, normaler 122
Blutungen, lebensbedrohende 103
Bor 142
Bouchard-Knoten 27
Brot 157
Bursa synovialis *siehe* Schleimbeutel
Bursitis *siehe* Schleimbeutelentzündung

C
Carotinoide 140 f., 151
Chondro-Calcinosis 184
Chondrogeneron 210 f.
Chondroitin(sulfat) 51, 64 ff., 69–76
– Bezugsquellen 74 ff.
– Dosierung 79
– Eigenschaften 65
– Einnahme 79 f.
–, vorbeugende 177, 184 f.
Chondroitinsulfatprodukte
– Laboranalyse (Tabelle) 94
Chondrozyten 43, 53
Chondrozyten-Implantation, autologe (ACI) 209 f.
club-vitamin 76
Conjunctivitis 198
Corticosteroide 144, 152, 200
Cortison *siehe* Corticosteroide

D
De-Quervain-Syndrom 191
Deformierung 27
Dehnung 129–132, 179
Depression(en) 102, 160 f., 167
– Anzeichen 162 f.
– bekämpfen 84
– Definition 161 f.
– Kombinationsbehandlung 166 f.
– bewältigen 168–174
– Osteoarthrose 165 ff.
– Risikofaktoren, spezifische 164 f.
Dermatitis 198
Dermatomyositis 203 f.
Desoxiribonucleinsäure *siehe* DNA, fehlerhafte
Deutsche Rheuma-Liga 76
Diagnose 34 ff.
Diät
–, anti-osteoarthrotische *siehe* Arthrose-Diät
–,– Nahrungsmittel 150–154
–, gelenkerhaltende 83
–, gesunde 138
Diflunisal (Fluniget) 103
DNA (Desoxiribonucleinsäure), fehlerhafte 30
Dong-Diät 155
Dosierung/Dosis 79
– einhalten 104
Drogenmißbrauch 164
Drogensüchtige 194
Druckbelastung(en) (Gelenke)
–, wiederholte 30 f., 185
Durchfall 98, 167

E
Eicosapentaensäure (EPA) 146
Eier 157 f.
Eigelenke 40
Einnahme (NSAIDs)
– Richtlinien 104 f.
Einstellung, positive 85 f.
Eisen 152
Empfindlichkeit gegen Sonnenlicht 98, 102
Empfindungen, verzögerte 162
Enarthrose *siehe* Nußgelenk
Energie 118
Energiemangel, konstanter 163
Entschlußlosigkeit 163
Entspannung 172

Entspannungstechnik 171
Entzündung(en) 144 f., 182 f.
–, Kämpfer gegen 145 f.
– Produzenten 146 f.
– Nahrungsmittel reduzieren 153 f.
Entzündungshemmer, nichtsteroidale (NSAIDs) 96–99
– Einnahme-Richtlinien 104 f.
– Nebenwirkungen 98 f.
Enzyme, knorpelzersetzende/ -zerstörende 45 f., 69, 213
EPA *siehe* Eicosapentaensäure
Erbrechen 102
Erfahrungsberichte (Patienten) 50 f., 62 ff., 70 f., 77, 83 f., 86–89, 110, 160 f.
Erfolgsaussichten (Arthrose-Kur) 86–90
Ernährung 176
–, ausgewogene 177
–, gesunde 137–158, 177 f.
Ernährungszustand
– Medikamente, gefährliche 143 f.
Erschöpfung 206 f.
Essen 150–154
–, übermäßiges
–,– Gründe 150

F
Fakten (Problemlösung) 21 f.
Fazilitation, propriozeptive neuromuskuläre (PNF) 130
Fehlverhalten, Essen 150
Fettverzehr 177
Fettzufuhr 148
Fibromyositis-Syndrom 201 f.
Fieber 98, 199, 204, 207
Fisch 157 f.
Fitneß 115–118, 148
–, spezifisch sportliche 118
Flavonoide 142, 178
– Nahrungsmittel 151 f.
Fleisch 157 f.
Folsäure 152
Formenkreis, rheumatischer
– Überblick 187–208
Fragen an den Arzt 105 f.
Framingham Heart Study 29
Frauen, stillende 104
freie Radikale 83, 139, 141, 177 f.
Früchte 157
Frühstück 156
5-Minuten-Regel 135

G
GAGs *siehe* Glucoxaminoglycane
Gamma-Linolensäure (GLA) 145, 153
Gedächtnisprobleme 163
Geflügel 157 f.
Gehen 123 ff.
Gehörverlust 202
Gelenkbelastung vorbeugen 183 f.
Gelenk(e) *siehe auch* Gelenktypen
–, arthrotisches 26
–, eingeschränkte Bewegung 34
–,– Knacken 26
– Bewegungsbereich erweitern 120
–, erkrankende 39–47
–, gealterte oder osteoarthrotische 35
–, geschädigte
–,– wiederherstellen 79 f.
–, im allgemeinen befallene 28
–, Kräftigung 142
– Sportverletzung 185
– Steifheit 199
– Überbeanspruchung entgegenwirken 80 f.
Gelenkentzündung 27
Gelenkerkrankungen, andere 200–208
Gelenkerweiterung 27
Gelenkflüssigkeit 26
–, Fließen 111
Gelenkinnenhaut (Synovialis) 44, 24, 26
Gelenkkapsel 26, 40 f.
Gelenkknorpel 41 ff. *siehe auch* Knorpel
Gelenkpunktion 197
Gelenkschäden, degenerative 178
Gelenkschmerzen 204, 207
Gelenkschmiere *siehe* Synovia
Gelenktypen 40 f.
Gelenkvernichter 139–142
Gemüse 157
Getreide 157
Gewichtheben 119 ff., 127 ff.
Gewichtsreduktion 147–150
Gewichtsverlust 199, 204, 207
Gewichtszunahme 101
Gichtanfall 101
GLA *siehe* Gamma-Linolensäure
Glucosamin(sulfat) 51, 69–76
– Bezugsquellen 74 f.
– Dosierung 79
– Einnahme (vorbeugende) 79 f., 177, 184 f.
– Wirkung 59
Glucosaminoglycane (GAGs) 53
Glucosaminprodukte

- Laboranalyse (Tabelle) 93 f.
Goldsalze 200
Golferellenbogen 191
Grübchennägel 197
Gymnastik 115–118
–, regelmäßige 176, 179 f.

H
Haarausfall 207
Halbwertzeit, biologische 100
– Tabelle 101
Halsentzündung 98
Hämochromatose 143
Hände, kalte verschwitzte 170
Harnlassen, Probleme beim 98
Harnröhre, Entzündung *siehe* Urethritis
Heberden-Knoten 27
Herzleiden 178
Herzschlag, (schneller und) unregelmäßiger 99, 167
Herzstörungen 98
Hinweise/Tips
– Aufbau, körperlicher 171 f.
– Dehnübungen 129 ff.
– Gehen 124 f.
– Motivation 134 f.
– Radfahren 126
– Schlaf(en) 172
– Training 122 f.
– Übungen im Wasser 127
– zur Entlastung der Gelenke 31
Hoffnung 37 f., 49–76
Horton-Krankheit *siehe* Arteriitis temporalis
Hüften (Dehnübung) 132
Hülsenfrüchte 157 f.

I
Ibuprofen 102
Idometacin 101 f.
Iliosakralgelenke (Kreuz-Darmbein-Gelenke) 188
Immunsystem 33, 85, 141, 199
Impotenz 167
Indometacin 152

J
Jogging 119 ff.
Joghurt 158
Ju.RA *siehe* Arthritis, juvenile rheumatoide

K
Kabat-Behandlung 130
Kalium 144
Käse 158
Knacken in Gelenken 27
Knochen 26, 53
–, subchondraler 24, 26, 54
–,– Verletzung 46
– kräftigen 114 f.
Knochenerkrankung 46
Knochenmarktransplantation 205
Knochenschmerzen 202 *siehe auch* Schmerz(en)
Knochenverbiegung 185
Knochenzacken *siehe* Osteophyten
Knorpel 23 ff., 41
– Struktur 53
Knorpelmasse 24, 53
–, erkrankte 26
–, gesunde 52
Knorpelmatrix 42
– Veränderungen 45
Knorpelschutz-Theorie 47
Kollagen 42
Kollagenfasern 53
Kombinationsbehandlung (Depression)
– Gründe 166 f.
Kombinationsprodukte (Glucosamin/Chondroitin)
– Laboranalyse (Tabelle) 93
Kontrolle, Körpergewicht 147–150, 154
Konzentrationsprobleme 163
Kopfschmerzen 98, 163, 167, 170
–, starke 102
Körpergewicht
– abnehmen 147 f.
– halten 147 f.
– Kontrolle 154
– Systematik 149 f.
Korpulenz 185 *siehe auch* Übergewicht
Kräftigungstraining 114 f.
Krämpfe 98
Krebs 178
Kreuz-Darmbein-Gelenke *siehe* Iliosakralgelenke
Kurzzeitwirkung (Medikamente) 100

L
Labor, Behandlungsanregungen 20 ff.
Laboranalyse
– Chondroitinsulfatprodukte 90–92

- Glucosaminsulfatprodukte 90–92
- Kombinationsprodukte (Glucosamin/Chondroitin) 93

Langzeitwirkung (Medikamente) 100
Lebensrhythmus 171
Leberfunktionsstörung 46
Leukämiepatienten 205
Ligament (Band) 24 *siehe auch* Band/Bänder
Linolensäure 146
Lupus erythematodes 204, 206 ff.
Luzerne *siehe* Alfalfa

M

Magen-Darm-Trakt, Störungen 102
Magenbeschwerden 101, 170
Magenblutungen 98
Magengeschwüre 98, 102, 104
Magenstörungen 101
Magersucht 167
Mahlzeiten 148
Medikamente
- Antidepressiva 167 f.
- Einnahme 84 f., 105 ff.
-, gefährliche 143 f.
- Nebenwirkungen 178
- Wirksamkeit 100–103

Membrana synovialis 41
Meniskus 24
- Transplantate 213

Methotrexat 200
Milch 158
Mittagessen 156
Mittel, knorpelschützendes
- Wirkung, geforderte 69 f.

Motivation, innere 147 f.
Müdigkeit 170
Mund, trockener *siehe* Mundtrockenheit
Mundschleimhautentzündung *siehe* Stomatitis
Mundtrockenheit 167, 199 f.
Muskelerschöpfung 128
Muskel(n) 24, 41
-Dauerleistungstraining 115
Muskelschmerzen 207
Muskelschwäche 204
Muskeltraining 179
Muskelverspannung 170
Mythen
- Arthrose-Diät 154 f.

N

Nachtschattengewächse (Solanaceen) 154 f.
Nährstoffe 171
Nährstoffmangel 138
Naproxen 102
Nebennierenrindenhormone *siehe* Corticosteroide
Nebenwirkungen 98 f., 101 ff.
- Nahrungsmittel gegen 152
- Verringerung 103 ff.

Nervosität 98, 167, 170
Nesselausschlag 99
Neunstufenplan (Arthrose-Kur) 78–86
Nierenstörungen 98
Normalgewicht 176
- halten 83 f., 178 f.

NSAIDs 178 *siehe auch* Entzündungshemmer, nichtsteroidale
Nußgelenk (Enarthrose) 40

O

Oberschenkel, Rückseite (Dehnübung) 131
Ohnmacht 99
Ohrgeräusche 102, 202
Omega-3-Fettsäure 145 f., 153, 158
Operationen 104
Osteoarthrose
- Definition 23
- Depressionen 165 ff.
- Diagnose 34 ff.
- Erscheinungsbild gegenüber rheumatoider Arthritis 33
- Fortschreiten 99
- Patientenkreis 31 f.
- Präventionsprogramm 176–186
-, primäre 29, 36
-,– Entstehungstheorien 45 ff.
- Risikogruppen 184 f.
-, sekundäre 30, 37, 180
- Ursachen 36 f.
- vermeiden 175–186
- Vorbeugungsprogramm 185 f.

Osteoblasten 114
Osteodystrophia deformans 202 f.
Osteoklasten 114
Osteomyelitis deformans Paget *siehe* Paget-Krankheit
Osteonekrose 46
Oxyphenbutazon 101

P

Paget-Krankheit 202 f.
Phenylbutazon 101
Phosphor 152
PMR *siehe* Polymyalgia rheumatica
PNF *siehe* Fazilitation, propriozeptive neuromuskuläre 130
Polymyalgia rheumatica (PMR) 203, 208
Polymyositis 203 f.
Präventionsprogramm
– Osteoarthrose 176–186
Prioxicam 102
Prostaglandine
–, bösartige 146
–, gute 145
Prostatitis 198
Proteoglycane 42 f., 52 ff.
Pseudogicht 196 f.
Psoriasis *siehe* Schuppenflechte
Psoriasis-Arthritis 197 f.
Psychotherapie, Depression 166
Pulsschlag, schneller, unregelmäßiger 99

R

Radfahren 125 f.
Rastlosigkeit 162
Reaktion, schwere allergische 99
Rede-Kur, Depression 166
Regeln, Dehnübungen 129 ff.
Reis 157
Reiter-Syndrom 198 f.
Reizbarkeit 170
Resultate (Untersuchungen/Studien) 54–62, 113
Retorten-Knorpel 210
Rücken (Dehnübung) 131
Rückenschmerzen 170 *siehe auch* Schmerz(en)
Rücken, unterer (Dehnübung) 132

S

Salicylate 102f.
Salzhaushalt, Störungen 101
Salzverbrauch 144
Schenkel, Vorderseite der (Dehnübung) 132
Schlaf(en) 171 f.
–, zuviel 163
Schlafmangel 163
Schlafstörungen 167
Schlaganfall 167
Schleimbeutel (Bursa synovialis) 24, 41, 190
Schleimbeutelentzündung (Bursitis) 189 ff.
Schlucken, Schwierigkeiten 99
Schmerz(en) 25–28, 163, 183 *siehe auch* Kopfschmerzen, Rückenschmerzen
– Gelenke 199
– lindern 37
Schmerzfreiheit 54–64
Schmerzmittel
–, einfache 96
–, Problem mit 95–107
Schmetterlingserythem *siehe* Lupus erythematodes
Schnelligkeit 118
Schock, anaphylaktischer 99
Schultern (Dehnübung) 131 f.
Schuppenflechte 197
Schwangere 104
Schweißabsonderung, erhöhte 167
Schwellung(en) 98, 182 f., 208
Schwindelanfälle 99
Schwindel(gefühle) 102, 105
Sehnenentzündung (Tendinitis) 189 ff.
Sehnenscheidenentzündungen 190
Selbstmord, -gedanken 162, 164
Selen 141 f., 151
Sex, mangelndes Interesse an 162
Sjörgen-Syndrom 206 f.
Sklerodermie 204–207
Sonnenbestrahlung 105
Sonnenlicht, Empfindlichkeit 98, 102
Spondylitis ankylopoetica (ankylosans) 101, 188 f.
Spurenelemente 141
Stickler-Syndrom 184 f.
Still-Krankheit, -Syndrom *siehe* Arthritis, systemische juvenile rheumatoide
Stomatitis 198
Störungen, chronische depressive 161 *siehe auch* Depression(en)
Streß
–, besiegen 169–172
–, knorpelschädigender 43 ff.
–, Symptome 170
Strukturen kräftigen, stützende und tragende 119 f.
Studien (Untersuchungen), Resultate 54–62, 83, 85, 113, 173
Subchondralknochen 53 siehe auch Knochen, subchondraler
Synovia (Gelenkschmiere) 41

Synovialis *siehe* Gelenkinnenhaut
Systematik, Körpergewicht 149 f.

T
Tageszeit, richtige
– Training 135
Teigwaren 157
Tendinitis *siehe* Sehnenentzündung
Tennisellenbogen 191
Therapie für Arthrosekranke
– Diät-Tagesplan 155–158
Therapie, medikamentöse
– Depression 166
Tief, seelisches
– Bekämpfung 159–174
Tod 163
Trainingstips 122 f.
Tremor (Zittern) 167
Trinken 104

U
Übelkeit 98, 102, 167, 199
Überbeanspruchung (Gelenke) 80 f.
Überempfindlichkeit 208
Übergewicht 147
Übungen
–, gymnastische 134, 148, 171 f.
–,– Bereitschaft fördern 134 f.
–,– Vorteile 112 f.
–,– Wichtigkeit 111
–, im Wasser 126 f.
–, körperliche 81 f., 109–136
–,– Gegenargumente, übliche 133 f.
Übungsprogramm entwerfen 121–132
Unruhe, innere 170
Untersuchungen (Studien) 83, 85, 173
siehe auch Resultate
– Chondroitin(sulfat) 66 ff.
– Glucosamin(sulfat) 54–64
Urethritis 198

V
Verdauungsprobleme/-störungen 98, 163
Vergiftung 167

Verhaltensmuster, körperliche 166
Verletzungen
– vermeiden 176, 180 ff.
–, nach
–,– Erhohlung, vollständige 182 f.
Versteifung 25–28, 207
Verstopfung 98, 167
Vertuschen 165
Verwirrtheitszustände 98, 167
Verwirrung 105
Vitamin A 140, 142, 151
Vitamin C 141 f., 144, 151 f.
Vitamin E 141 f., 151
Vitaminmangel 138
Vorbeugungsprogramm (Osteoarthrose) 185 f.
Vorsteherdrüse, Entzündung der *siehe* Prostatitis
Vorteile
– Gehtempo, richtiges 124
– Übungen im Wasser 127

W
Waden (Dehnübung) 132
Wasser, Übungen im 126 f.
Wasserhaushalt, Störungen 101
Wasserkur 66 ff.
Wasserlassen, Schwierigkeiten beim 167
Wassermagnet 64 ff.
Wasserreservoir, Bildung 53 f.
Wasserretention 102
Wettkampf, Training für 135
Wiegen 149
Wirkstoffe, Medikamente 101 ff.
Wirkung, Flavonoide 142
Wurstfinger 197

Z
Zahnkaries 206
Ziele, realistische 149
Zink 144, 152
Zittern *siehe* Tremor
Zukunft, Möglichkeiten für die 211 ff.
Zwangsvorstellungen 163
Zwischenmahlzeit 156